Il Potere della Dopamina

Tecniche Scientificamente Provate per Migliorare l'Umore, Aumentare la Motivazione e Trovare l'Equilibrio in un Mondo Distratto, senza Abitudini Negative

Logan Mind

Un Regalo per Te!

Emozioni Potenti: Come Usare l'Intelligenza Emotiva per il Successo Sociale

Ecco cosa troverai nel libro:

• Scopri i **segreti** dell'intelligenza emotiva per avere **successo** nei rapporti sociali.

• Tecniche pratiche per **gestire** le emozioni e migliorare le tue **relazioni**.

• Strategie collaudate per aumentare il tuo quotidiano **benessere** emotivo.

Clicca o segui il link qui sotto per accedere al tuo libro gratuito:

https://pxl.to/loganmindfreebook

Scarica anche i tuoi 3 EXTRA GRATUITI!

Questi extra offrono risorse pratiche e aggiuntive per accrescere le tue **competenze** emozionali e sostenere una **motivazione** costante.

Non perdere l'occasione di potenziare ulteriormente l'esperienza del tuo nuovo libro!

Gli extra includono:

• Un PDF scaricabile con la Sfida di 21 Giorni per mettere in pratica ciò che hai imparato nel libro.

• Un testo inedito "101+ Micro-Abitudini per Mantenere l'Equilibrio a Lungo Termine dei Livelli di Dopamina".

• Un pratico Elenco di Controllo per mantenere stabili e costanti i tuoi livelli di Dopamina.

Clicca o segui il link qui sotto per accedere subito agli **extra**:

https://pxl.to/12-tpod-lm-extras

Altri libri

Benvenuto nella mia serie "Calm Your Mind NOW!"! Se stai cercando di **approfondire** il tuo percorso verso una mente più **serena** e felice, ti invito a dare uno sguardo ai miei altri libri. Ognuno è stato **scritto** con cura per aiutarti a superare le **sfide** interiori che affrontiamo nel corso della vita.

Per esempio, in *Letting Go*, troverai tecniche pratiche per lasciar andare i **pensieri** negativi che ci bloccano. Se vuoi entrare nei meccanismi del cervello e migliorarne il funzionamento, *Rewire Your Brain* ti guiderà attraverso strade neuroscientifiche per costruire nuove connessioni mentali. Per chi lotta con l'ansia sociale, *Overcoming Social Anxiety* offre **suggerimenti** pratici e strategie efficaci.

Non farti sfuggire la serie "Heal Your Mind NOW", in particolare *How to Heal from Family Trauma* per affrontare e **guarire** dalle ferite familiari.

Segui questi semplici passi:

• Segui il link qui sotto

• Clicca su "All My Books"

• Scegli i libri che più ti interessano

• Trova le informazioni di contatto alla fine della pagina

Check out all my books and contacts here:

https://pxl.to/LoganMind

Aiutami!

Quando avrai finito di leggere, se hai trovato qualcosa di valore in queste pagine, ti chiedo un piccolo favore: **lascia una recensione**.

Supportare un autore indipendente significa più di quello che immagini. **Stai dando forza a un sogno** e permettendo a voci diverse di essere ascoltate. La tua opinione è importantissima e ha un impatto enorme.

Le tue parole potrebbero fare la differenza per un altro lettore in cerca della sua prossima lettura.

Se hai gradito il libro, ti prego di **lasciare un feedback onesto** visitando il link qui sotto. Se invece hai dei suggerimenti per miglioramenti, sentiti libero di inviare una mail ai contatti presenti nello stesso link.

In alternativa, puoi scansionare il QR code e trovare il link dopo aver selezionato il tuo libro.

Ci vogliono solo pochi secondi, ma **la tua voce conta**.

Visita questo link per lasciare un feedback:

https://pxl.to/12-tpod-lm-review

Unisciti al mio Team di Recensori!

Grazie mille per aver dedicato del tuo tempo a leggere il mio libro! Sono sempre alla ricerca di **lettori** appassionati come te che vogliono contribuire a rendere i miei prossimi **lavori** ancora più speciali. Se ami **leggere** e desideri ricevere una **copia** gratuita dei miei libri in cambio di una **recensione** sincera, questa è la tua occasione.

Per unirti al mio Team di Recensori e ricevere anteprime esclusive dei miei nuovi libri, segui questi semplici passaggi:

• Clicca sul link qui sotto.

• Inserisci il tuo indirizzo email per iscriverti alla lista di **notifiche**.

• Controlla la tua casella di posta elettronica per ricevere un avviso quando sarà disponibile il prossimo **libro** da recensire.

Check out the team at this link:

https://pxl.to/loganmindteam

Introduzione

Ti sei mai chiesto perché alcune giornate sembrano scorrere senza **energia**, mentre altre ti fanno sentire invincibile? Questo, amico mio, potrebbe avere tutto a che fare con una piccola molecola di cui forse non sai tanto, ma che gioca un ruolo enorme nella tua vita: la **dopamina**.

È un po' come quel vecchio detto: "La vita è ciò che fai quando sei occupato a fare altri piani." Beh, la dopamina è ciò che ti spinge mentre sei troppo impegnato a vivere per accorgertene. Ma non preoccuparti, non sarà un libro scientifico noioso pieno di termini incomprensibili. Piuttosto, voglio portarti in un'esplorazione personale in cui scopriremo insieme come questa affascinante sostanza chimica nel tuo cervello guida il tuo **umore**, la tua **motivazione**, e persino come prendi decisioni quotidiane.

Ora, so cosa potresti pensare: "Perché dovrei interessarmi della dopamina?" Semplice: perché la dopamina è il carburante che accende il fuoco dietro ogni pensiero, ogni azione, ogni sogno realizzato o mancato. Molti non sanno che la mancanza o l'eccesso di dopamina può portare a squilibri nella nostra vita quotidiana. In questo libro, esamineremo come questo piccolo protagonista silenzioso della tua vita ha molto più **controllo** sulla tua giornata di quanto tu possa pensare.

Se sei uno di quelli che sente di vivere in perenne fretta, sempre alla ricerca di una maggiore efficienza ma senza mai sentirsi soddisfatto, potrebbe essere il momento di fare un passo indietro e chiederti: Sto trattando la mia dopamina come si deve? È proprio qui che entra in gioco questo libro. Ti aiuterà a riconoscere i segnali di uno squilibrio, indipendentemente dalla direzione in cui stai pendendo.

E ti prometto una cosa: non devi essere un neurochirurgo, un psicologo o anche solo più interessato dei normali standard in biologia per capirlo.

Vent'anni in psicologia e filosofia non sono passati invano, e posso dire con certezza che la dopamina è tanto cruciale quanto trascurata. Una delle impostazioni fondamentali di questo libro sarà aprire gli occhi sui modi subdoli in cui la modernità, con tutto il suo carico digitale, influisce sui nostri livelli dopaminici. E non parlo solo dei **social media**, anche se sì, gran parte del sovraccarico parte da lì. Parlo dello stile di vita in generale. L'essere sempre "connessi" ha cambiato l'equilibrio del nostro cervello e, con esso, la nostra felicità.

Ma così come esistono problemi, ci sono anche soluzioni concrete. Stai pensando: "Soluzioni? Figurati, sarà il solito elenco di consigli vuoti e irrealizzabili". Ma no. Intendo darti strumenti pratici – non pillole magiche ovviamente – per restituire al tuo cervello e al tuo corpo il loro giusto **equilibrio**. Cose che potresti iniziare a fare subito, replicando abitudini salutari che gli studi hanno dimostrato essere utili proprio nell'ottica di riequilibrare la dopamina.

Lascia che ti sveli un segreto: una delle cose che ho notato in tutti questi anni di lavoro come coach e mentor per organizzazioni e singoli individui, è che la gente spesso sa già quando qualcosa non va. Quello che manca è capire che va bene. Va bene avere giorni no. La chiave è impedire che i giorni no diventino settimane, mesi, anni.

Forse hai delle obiezioni su come questo piccolo libro potrà fare la differenza. Magari pensi che la scienza delle neuroscienze sia troppo complessa o che, semplicemente, questo problema non appartenga alla tua realtà. Io stesso sentivo lo stesso in passato. Ma permettimi di anticiparti: ciò che scoprirai leggendo questo libro potrebbe davvero capovolgere il tuo modo di vedere il mondo, darti un approccio semplice ma potentissimo per riprendere in mano quelle giornate in cui manca un po' di **scintilla**. L'ho visto mille volte in altre persone, e so che può accadere anche a te.

Quindi preparati per una chiacchierata tranquilla su come modificare alcuni approcci e, perché no, migliorare anche te stesso. E ricorda, non è questione solo di energia persa o trovata, ma di una vera e propria **strategia** che ti aiuti a vivere in modo più coerente, più affidabile e – per quanto possa sembrare leggero dirlo – più felice. Non è quel tipo di chat casuale che vuoi lasciarti sfuggire, te lo assicuro.

Capitolo 1: Comprendere la Dopamina

Hai mai pensato a quanto le tue **scelte** siano influenzate da qualcosa che accade nel tuo **cervello** ogni giorno? Io sì, molte volte, ed è proprio per questo che ti parlo di quello che troverai in questo capitolo. Qui, ti guido attraverso un **viaggio** sorprendente che rivela ciò che probabilmente hai dato per scontato. Parliamo di qualcosa che, senza accorgertene, spinge le tue **decisioni** e il tuo **umore**.

Questo capitolo ha una sorta di potenziale persuasivo nascosto, svelando come una piccola **sostanza** chimica scolpisce il tuo comportamento, quasi come un cesellatore paziente su una statua di marmo. Sei curioso, vero? Ecco, quando comincerai a leggere, sentirai il **bisogno** di sapere di più. Perché, una volta capito come funziona, potresti scoprire molto su te stesso.

La **dopamina**, questa piccola ma potente molecola, è la protagonista di questo capitolo. Preparati a immergerti in un mondo affascinante che influenza ogni aspetto della tua vita quotidiana. Dalla motivazione alla ricerca del piacere, dal processo decisionale alle abitudini, la dopamina gioca un ruolo cruciale in tutto ciò che fai.

Mentre avanzi nella lettura, ti troverai a riflettere sulle tue esperienze personali, riconoscendo come questa sostanza chimica abbia plasmato le tue azioni nel corso degli anni. Non stupirti se inizierai a vedere il mondo con occhi diversi, notando i sottili modi in cui la dopamina influenza te e chi ti circonda.

Questo viaggio di scoperta non è solo informativo, ma potenzialmente trasformativo. Comprendere il ruolo della dopamina potrebbe darti gli strumenti per prendere decisioni più consapevoli e gestire meglio le tue emozioni e motivazioni. Sei pronto a svelare i segreti di questo potente neurotrasmettitore? Allaccia le cinture, stiamo per partire per un'avventura nel tuo cervello!

La Funzione della Dopamina nel Cervello

La dopamina è un po' come un **messaggero** nel tuo cervello. Ma non un messaggero qualsiasi: questo neurotrasmettitore ha un ruolo cruciale nel sistema di **ricompensa**. Quando pensi a una ricompensa, potrebbero venirti in mente tante cose: una tavoletta di cioccolato dopo una giornata lunga, una nuova macchina, o magari persino il semplice rilassamento sul divano in una serata di pioggia. In tutti questi casi, c'è la dopamina che svolge il suo lavoro dietro le quinte. Ogni volta che incroci qualcosa di piacevole o fai qualcosa che ti dà soddisfazione, il cervello rilascia dopamina. Questa sostanza è responsabile di quella sensazione di benessere e gratificazione che ti spinge a ripetere certe azioni. Non è tanto la ricompensa stessa, quanto l'attesa che la dopamina risveglia, creando quel desiderio di "di più".

Questa sensazione di attesa è una parte importante. La dopamina facilita la **comunicazione** tra i neuroni nel momento in cui stai per raggiungere un obiettivo o sei intenzionato a fare qualcosa di positivo per te. Immagina una partita a calcio: quando sei vicino alla porta e pronto per segnare, la dopamina lavora duramente, mandando segnali ai neuroni per preparare il tuo cervello e corpo all'azione decisiva. In questo processo comunicativo tra i neuroni, la dopamina ti permette anche di regolare, per esempio, il comportamento: decidere se correre ancora, o forse tirare un po' prima. È un po' come il pianista che coordina le dita per produrre la melodia giusta, dopo tanto allenamento.

Ma non è finita qui: dove avviene tutto questo? Parliamo delle zone del cervello che sono direttamente coinvolte nella produzione e ricezione della dopamina. Uno dei principali attori è l'area tegmentale ventrale. Suona complesso? Beh, la puoi immaginare come una sorta di "stazione di lancio" per la dopamina. Questa regione invia la dopamina a un'altra struttura chiamata il **nucleo accumbens**, spesso descritta in modo più semplice come il "centro del piacere". Qui è dove la dopamina fa sentire il suo impatto, creando quella sensazione di soddisfazione quando mangi il tuo cibo preferito o quando ascolti quella canzone che ti fa venire i brividi.

Un'altra zona interessante è la **corteccia prefrontale**. È quel pezzo del cervello che sta proprio dietro la tua fronte, e sì, ha una mano nella torta dopaminica. Lì, la dopamina non si limita a farti sentire bene; è coinvolta nel processo decisionale. Sei mai stato diviso tra due opzioni quindi deciso in base a cosa pensavi potesse darti più soddisfazioni a lungo termine? Bene, in parte, questo lo devi alla dopamina che operava tra i neuroni di questa regione.

E poi c'è anche il **sistema limbico**, quella parte del cervello legata alle emozioni e all'apprendimento. Qui, la dopamina gioca un ruolo cruciale nel **rinforzo**, in altre parole, ti insegna se qualcosa valga la pena essere ricordata e ripetuta. Più dopamina viene rilasciata, più quella situazione o esperienza sarà memorizzata: è come avere una stella luminosa da segnare sulla mappa cerebrale delle tue esperienze.

Insomma, la dopamina non è solo importante; guida e influenza molte delle tue azioni quotidiane, spesso senza che te ne accorga. C'è molto dietro ogni scelta che fai e ogni azione che intraprendi, quindi la dopamina, in tutta la sua semplicità e complessità, è il **carburante** silenzioso che ti spinge.

Come la dopamina influenza l'umore e la motivazione

La dopamina è come una piccola **scintilla** che accende tanto l'energia mentale quanto quella emotiva. Immagina di sentirti triste o magari un po' svogliato: spesso, la colpa è dei livelli bassi di dopamina nel tuo cervello. Questa piccola sostanza chimica, infatti, gioca un ruolo fondamentale nel controllare i nostri stati emotivi. Quando i suoi livelli sono alti, ti senti felice, **motivato**, pronto a conquistare il mondo. Ma—e qui sta il problema—quando i livelli scendono, le cose iniziano a peggiorare. Diventi più suscettibile a depressione e ansia, e tutto ciò che prima ti entusiasmava ora sembra pallido e insignificante.

Quante volte ti sei alzato dal letto con quella sensazione di apatia, senza voglia di fare nulla? Quel senso di vuoto potrebbe benissimo essere legato a un calo dei livelli di dopamina. E non basta solo mangiare bene o fare esercizio fisico; la dopamina è così potente che può letteralmente cambiare la tua prospettiva sulle cose. Pensa a quanto ti senti bene dopo aver completato un compito importante: quella è la dopamina che ti ringrazia con una dose extra di felicità e soddisfazione.

Allo stesso modo, potrebbe esserti capitato di iniziare un'attività per poi sentire un improvviso scoppio di **energia** e un senso di grande positività. Ecco, sono i livelli di dopamina che salendo ti danno quella carica in più. I neuroscienziati oggi sono tutti d'accordo su questo: la dopamina influenza fortemente la tua capacità di provare gioia e di restare motivato. Ma attenzione, perché questo non significa automaticamente che devi cercare di alzare questi livelli a tutti i costi; anzi, troppa dopamina può diventare pericolosa, portandoti a comportamenti cercatori di piaceri senza fine, sempre in cerca di un'altra scarica.

Ma non finisce qui—la dopamina ha anche tutto a che fare con come e quanto ti sforzi per raggiungere i tuoi **obiettivi**.

Quando si parla di **motivazione**, la dopamina è il motore di tutto. Senza di lei, probabilmente non saresti neanche andato avanti di una virgola con quel sogno di una vita. Questa sostanza agisce come un navigatore interno, spingendoti in avanti sia nelle piccole attività quotidiane che nei grandi progetti di vita. Hai mai notato come sembra più facile fare ciò che ti appassiona, anche quando richiede tanto impegno? È perché il tuo cervello ti sta premiando proprio con la dopamina.

Infatti, questa molecola è strettamente legata alla tua capacità di perseguire scopi: quanta più dopamina rilasciano i neuroni, tanto più forte sarà la tua spinta a raggiungere i tuoi traguardi. Curioso, vero? Più ti sforzi, più il cervello ti "ricompensa" con dopamina. E questo rende tutto, dal terminare un progetto al completare una maratona, una sorta di estatica caccia al tesoro. Soltanto che—come sai—non puoi sempre rimanere in uno stato di intensa motivazione e produttività. Anche in questo, l'equilibrio è il segreto principale.

Ma aspetta un attimo: c'è dell'altro. Oltre a dirti come sentirti e a spingerti a lavorare sodo, la dopamina è cruciale anche per tutta la tua **attenzione** e capacità cognitiva.

Quindi ti sarai sicuramente chiesto come fai a mantenere l'attenzione in quelle giornate in cui tutto sembra una distrazione? Già, questa è la dopamina di cui stiamo parlando. Essa gestisce le risorse cognitive del cervello, letteralmente ti dona la capacità di concentrarti su un compito per volta. In altre parole, migliora l'efficienza mentale e la capacità di rimanere focalizzato. Quando hai quei momenti di high performance—dicono i ricercatori—stai beneficiando di un ottimo equilibrio del rilascio di dopamina.

Questi livelli ottimali tengono viva la tua abilità di **concentrazione**, ampliando il campo dell'attenzione e migliorando le prestazioni cognitive generali. E non si parla solo di fare un lavoro intellettualmente difficile; anche semplicemente goderti la lettura di un buon libro richiede una dose calibrata di dopamina in circolo. D'altronde, come misura anche la neurobiologia, questi momenti di intensa concentrazione sono associati a una condizione nota come lo "stato di flow," stato chiaramente connesso a un corretto funzionamento del sistema dopaminergico.

Ed è chiaro: la dopamina governa quindi, almeno in parte, come ti senti, come agisci e su cosa riesci a concentrarti. Un piccolo movimento chimico al suo interno ha il potere di mettere in movimento anche te, la tua vita.

La Connessione Dopamina-Ricompensa

Hai mai notato cosa accade nel tuo cervello ogni volta che ottieni qualcosa che **desideri** davvero? Parliamo di quella sensazione che ti provoca una sorta di brivido, una soddisfazione che sembra riscaldarti da dentro. Quel fenomeno sa di magia e mistero, ma ha a che vedere con qualcosa di molto concreto: il rilascio di **dopamina**.

Ed ecco qui l'idea interessante: l'errore di previsione della ricompensa. Cosa s'intende? In pratica, il tuo cervello è un po' come uno scommettitore: ogni volta che fai un'azione e ottieni una ricompensa, il cervello cerca di capire se il premio fosse previsto o no. "Grande sorpresa?" La dopamina schizza alle stelle. "Ah, me l'aspettavo…" La dopamina resta tranquilla. Ogni volta che il cervello "prevede" un risultato positivo e lo ottiene esattamente com'era previsto, la risposta dopaminica è minore. Ma se il premio è migliore del previsto - boom, l'esplosione di dopamina arriva ed è mozzafiato. Questo mantiene l'interesse vivo e ti fa desiderare di ripetere quell'azione.

Ora, se ci pensi bene, è come quando scopri per caso che in una nuova pasticceria fanno un dolce più delizioso del previsto. Arriva la sorpresa, la tua dopamina sale, e ovviamente… ci torni. Ma andiamo avanti.

Sai poi perché la dopamina è così **affascinante**? Perché, oltre a farti sentire benissimo, rinforza inizialmente quei comportamenti che associ al piacere e alla soddisfazione. Funziona come una sorta di insegnante indulgente. Quando il cervello associa determinate azioni a **ricompense** gratificanti, è più probabile che tu voglia farle di nuovo. Ti sei mai chiesto perché torni sempre al tuo ristorante preferito o continui ad ascoltare quella canzone che ti dà i brividi? È la dopamina che lavora nell'ombra, spingendoti a rivivere quelle sensazioni piacevoli. Non puoi resistere. Il corpo trova belle queste sensazioni, e la mente le trasforma in "**abitudini**". Con questo meccanismo, una singola esperienza positiva basta per creare un percorso facile verso la ripetizione del comportamento.

Ma c'è un lato oscuro. Non è sempre un ricordo allegro o una musica dolce. La dopamina diventa un attore centrale nelle **dipendenze**, quel voler sempre più replicare una bella emozione finisce per farti cadere in un tunnel, dal quale a volte diventa difficile uscirne. Perché le dipendenze - che coinvolgano sostanze, comportamenti o tecnologia - sfruttano proprio questa logica dopaminica. Più il cervello ottiene piacere da un comportamento, più è probabile che tu voglia replicarlo. E diventa un circolo vizioso. Cominci piccolo, forse con una "bella pettinata" su quella sensazione piacevole, e finisci intrappolato in un loop.

Così, essendoci tuffati nel mondo dal lato buono al cattivo della dopamina, possiamo dire che questa molecola ha un ruolo a tutto tondo nelle **abitudini**. Non è solo la spinta dietro quel piacere. È la mappa del giro che segni sul calendario dei "ti conviene rifarlo". Abitudini che diventano angeli o demoni nella tua esperienza quotidiana... quello spetta a te.

L'Impatto della Dopamina sul Processo Decisionale

La **dopamina** è come una chiave che apre porte e ti guida nelle **decisioni** che prendi ogni giorno. C'è un effetto particolarmente visibile quando ti trovi a dover valutare i rischi. Quando la dopamina fluisce nel tuo cervello, tendi a vedere le cose in una luce un po' più... brillante. Quello che potrebbe sembrare rischioso a chi ha meno dopamina potrebbe sembrarti, improvvisamente, un'opportunità dorata se hai i livelli di dopamina alti. Ti è mai capitato di lanciarti in una situazione, tutto **eccitato**, solo per renderti conto dopo che forse non avevi valutato bene i pro e i contro? Beh, la dopamina gioca un ruolo centrale in queste dinamiche. Non ti dice letteralmente "fai così", ma quando ne hai tanta in circolo, ti senti più incline alla spavalderia. Ti ficchi in situazioni pensando: "Che sarà mai?", senza considerare tanto le conseguenze.

E magari sei anche già incappato in quell'**impulsività** improvvisa, quell'idea che ti sbuca in testa di fare qualcosa... e puff, la fai, senza pensarci troppo. Certo, non significa che dare retta alla dopamina sia sempre sbagliato. Diciamo che è una specie di motivatore nascosto. Anzi, a dosi giuste, ti mette il turbo, facendo sembrare tutto più facile o meno rischioso di quanto non sia.

Ma occhio, perché non è solo una questione di rischi a breve termine. Ciò che rende tutto più interessante è proprio come apprendi dai risultati che ottieni. La dopamina ti "premia" quando fai qualcosa che ti porta **soddisfazione**. Tipo quando ricevi un "ben fatto" o quando sbagli tutto e impari dai tuoi errori. Quel riconoscimento, quella piccola gratificazione, è come una spinta galleggiante di dopamina. Se fai un errore, e sei uno che reagisce con prontezza, potresti dire: "Ok, miglioriamo", perché quell'esperienza, anche negativa, può generare picchi di dopamina che ti spingono a prendere nota per la prossima volta.

Sai, è come quando giochi a un videogioco. Le prime volte magari sbagli i comandi, magari ti arrabbi pure. Poi però, pian piano, impari. Alla fine c'è sempre lo **stimolo** che ti spinge a fare meglio, a migliorare. Ecco, è la dopamina che crea questa associazione nel cervello tra azione e risultato. Favorisce l'**apprendimento** sia dai premi che... dai cazzotti che ti prendi. E questo influisce direttamente su ciò che decidi di fare, su come regoli il passo o scegli percorsi diversi in base all'esperienza.

Ecco che qui si arriva a un punto importante: la capacità di posticipare la **gratificazione**. Hai presente la classica situazione del tipo "preferisci una piccola ricompensa ora o una ben più grande dopo?" Quella è tutta una questione legata alla dopamina e ai suoi flussi nel cervello. Se il livello di dopamina è troppo basso, l'attesa diventa ingestibile, quasi insopportabile. Finisci per accontentarti di un piacere immediato, perché il cervello ti dice: "Ehi, chi aspetta dovrà soffrire!" Ma d'altra parte, un vero bilancio dopaminico ti consente di pianificare a lungo termine e persino godere della prospettiva di qualcosa di ancora meglio. Tipo, se riesci veramente a calmare il desiderio istantaneo, è sempre la dopamina che, passando per vari canali, ti incoraggia a memorizzare e ad apprezzare indirettamente quella grande giornata che arriverà.

Insomma, se ci pensi, il modo in cui la dopamina opera è una sorta di bilanciere nella tua vita. Ti spinge a rischiare quando serve, ti insegna dalle esperienze, ma ti può anche rendere impaziente se non la gestisci nel modo giusto. Qualunque sia il caso, capire come funziona davvero ti mette in posizione di prendere **decisioni** più consapevoli, resistendo meglio a quel fiume di impulsi che spesso ti tenta.

In Conclusione

In questo capitolo, abbiamo gettato luce su come la **dopamina** svolga un ruolo chiave nel nostro cervello, influenzando **emozioni**, comportamenti e decisioni. Comprendere il suo impatto diretto e indiretto può aiutarti a prendere coscienza delle reazioni che a volte ti sembrano automatiche. Capirle meglio ti offre l'opportunità di essere più consapevole del tuo **comportamento** quotidiano.

In questo capitolo hai capito:

• Il ruolo fondamentale della dopamina come **neurotrasmettitore** nel sistema di ricompensa del cervello.

• Come comunica attraverso i neuroni per influenzare le tue azioni e comportamenti.

• L'importanza delle aree del cervello coinvolte nella produzione e recezione della dopamina.

• La relazione tra i livelli di dopamina e il tuo stato emotivo e **motivazione**.

• Il legame stretto tra dopamina, formazione di **abitudini** e decisioni a lungo termine.

Le informazioni che hai appreso oggi sono uno **strumento** potente per comprendere meglio come la dopamina guidi una parte importante della tua vita quotidiana. Applicare tali conoscenze ti permetterà di agire con maggiore **consapevolezza** nei tuoi comportamenti, trasformando questo sapere in azioni produttive che possano migliorare la tua realtà e il tuo equilibrio. Affronta ogni scelta quotidiana con questa nuova comprensione e avrai tutte le carte in mano per gestire al meglio le tue abitudini e **decisioni**.

Capitolo 2: Il Mondo Guidato dalla Dopamina

Hai mai pensato a quanto il **mondo** di oggi ci tenga in ostaggio? Ci ho riflettuto spesso. Sembra che ovunque tu guardi, ci sia qualcosa che cattura la tua **attenzione**. Forse è quel costante squillo del **cellulare** o quella spinta sottile a passare il tempo sui **social**... lo sento anch'io, lo so. Viviamo in un'epoca in cui tutto avviene all'istante, una realtà piena di **gratificazioni** immediate. Ma ti sei mai chiesto cosa succede al tuo **cervello** con tutto questo bombardamento? Questo capitolo vuole svelare cosa si cela dietro a quella fame insaziabile di nuove **emozioni** e **stimoli** continui. Ti prometto, è una lettura che potrebbe farti riflettere su come stai vivendo ogni giorno. Allora cosa aspetti? Dai un'occhiata a quello che ho scoperto, potrebbe sorprenderti più di quanto credi.

La Tecnologia Moderna e il Sovraccarico di Dopamina

Tutti sappiamo che i **dispositivi** che usi ogni giorno non sono solo strumenti utili, ma sono anche fatti apposta per tenerti incollato allo schermo. Ma ti sei mai fermato a chiederti perché? La risposta è semplice: **dopamina**. Sì, esattamente, quel piccolissimo, ma potente, neurotrasmettitore che governa il tuo piacere e il senso di gratificazione. Le app e i social network che ami tanto sono progettati con un solo obiettivo: scatenare quanto più possibile il rilascio di dopamina, così da farti tornare per averne sempre di più.

Pensa alle **notifiche**. Ogni tocco del pulsante "mi piace", ogni messaggio che appare sullo schermo, scatena quella irresistibile scarica di dopamina, la stessa sostanza chimica che il tuo cervello rilascia quando fai qualcosa che ami o desideri. È come una piccola ricompensa ogni volta. Così, ogni aggiornamento che scorri, ogni schermo che sblocchi—tutto questo è studiato per tenerti allacciato al flusso del tuo smartphone, come un pescatore che non vuole che la sua preda scappi via.

E naturalmente, entra in gioco il concetto di "cicli di dopamina". Sei strategicamente spinto in queste abitudini, attraverso le quali ciclicamente provi attese e gratificazioni e—sorpresa—una montagna russa di dopamina. Guardi il telefono, senti una vibrazione, vedi un'icona sullo schermo. Pavlov con i suoi cani direbbe che stai rispondendo allo stesso piccolo campanello. Non appena scatta l'attesa della gratificazione, cominci a sentirti come se non potessi farne a meno. La tecnologia sa proprio come prenderti. È pensata per insegnarti a volere nuove gratificazioni ancor prima di aver goduto di quelle già date.

Ma non è mica una cosa da ridere. Non tutti questi cicli sono innocenti. Ormai si è capito che l'**overload** di dopamina che avviene con certi utilizzi della tecnologia può effettivamente farti diventare, pur senza accorgertene, un po' dipendente. Non dipendente come si pensa a sostanze o cose simili, ma dipendente nel senso che la gratificazione data solo dal sentire il "ping" delle notifiche—ti piace così tanto il 'clic' che scatta nel cervello—e poi ti perdi in uno scroll infinito.

Ed è qui che il costante stato di "always on" inizia a giocare un ruolo fondamentale. Il bello di essere sempre connesso alla ricezione istantanea di qualunque cosa avvenga nel mondo o nella vita di chi ti circonda? Certo, mica ti serve più aspettare, sai tutto e subito. Però—e siamo onesti— il problema è che un filo sottile separa la comodità dallo **stress** o dall'ansia. Questa connettività continua ri-programma e manda in corto circuito il tuo sistema di ricompensa. Il risultato? Dai attenzione a tutto ma in realtà, ormai, sembra che pochissimo compaia nella tua vita che non sia guidato da qualche forma di 'rilascio' mentale minimo.

Ti sei mai chiesto per quale motivo controlli mail, social, o spalanchi WhatsApp dieci volte in un'ora, pure se già sai di non aver avuto un messaggio nuovo?! Forse—perché la notifica manca, forse perché—hai coltivato un loop di aspettativa!

E tutto sta nello stimolare quel tanto collaudato meccanismo di **guadagni** immediati. Ma poi cresce il rischio di darti sempre di più, pure quando ormai quei guadagni sono vuoti oppure stremati dal tanto consumo a vuoto mai sazio.

Si finisce per rincorrere dunque quella prossima piccola entusiasmante dose di **gratificazione**...

E tutto questo non riesci più a spegnerlo del tutto...

Ed è qui che il sistema di gratifica si sbriciola di pesi inutili e continui drops.

I Social Media e il Ciclo della Dopamina

Passi un'enorme quantità di tempo sui social media. Ma ti sei mai chiesto perché? Non è solo questione di passare il tempo, ma in fondo c'è qualcosa di più profondo che ti tiene incollato allo schermo. Le piattaforme sociali sono state progettate per sfruttare un meccanismo molto forte presente nel tuo cervello: il sistema di **ricompensa**. Ogni volta che ricevi una notifica, un "mi piace", un nuovo follower—BOOM!—una scarica di dopamina attraversa il tuo cervello. Senza entrare in spiegazioni iper-tecniche, la dopamina è quell'ormone che ti fa sentire bene quando qualcosa di positivo o gratificante accade. Tu clicchi. Tu ottieni una piccola **ricompensa**. Il tuo cervello sta imparando a volerla ancora, e ancora e ancora...

Entrando nel dettaglio, le piattaforme sociali adottano un trucco semplice ma potente: le ricompense variabili. Non ottieni sempre un "mi piace" o un commento ogni volta che pubblichi qualcosa. A volte sì, a volte no. Ed è proprio qui la chiave del tutto. Effetto **sorpresa**. Un po' come una slot machine: non sai mai quando otterrai qualcosa di buono. Ma la presa è proprio lì, nell'incertezza. Potresti ricevere una risposta alla tua storia su Instagram subito o potresti dover aspettare guardando nervosamente... tutto mentre quell'attesa attiva il tuo cervello a rilasciare piccole dosi di dopamina. L'idea del "forse succederà qualcosa di buono" mantiene alta la tua **attenzione**, alimentando quel desiderio di "scrollare" ancora. Onestamente, gli ingegneri dietro queste piattaforme sanno benissimo cosa stanno facendo.

E, ovviamente, ogni click, ogni interazione, è una piccola onda in quel grande oceano che è il bisogno di ricevere ancora e ancora più attenzione. Fare "scroll" sui feed, attendere il lampeggiare rosso delle notifiche... All'occhio sembra solo un modo innocente per restare connessi, mentre nel cervello si sta cucinando un piatto ben diverso. Ogni "mi piace", ogni commento, è come se fossero dolcetti lanciati alla tua mente, facendoti appoggiare una volta in più il dito sullo schermo. Una scarica immediata di **gratificazione**. Il cervello ricorda esattamente quella sensazione e la verità sta in ciò che tenta di ingannarti; anzi ti spinge proprio a cercarla ripetutamente. Sono trucchetti degni da un Dio-Dopamina che ribolle in una pentola già colma.

Passando quindi ai dettagli più specifici: cosa succede quando finalmente ottieni quel tanto atteso "mi piace" o commento? Semplice: sotto l'effetto di queste piccole scintille, il tuo cervello è quasi da confrontare a un motore che aggiunge benzina. Sai, ti rende euforico, e in quel micro momento, ti senti apprezzato-accettato-visto e commentato. Questa "bomba" psicologica, se la possiamo chiamare così, ti rende sempre più **dipendente** da quell'onda di attenzione. Non vorresti mai smettere di ricevere tutte quelle piccole dosi di serotonina, quel piacere tascabile. Una dipendenza. Perché più like ricevi, più produci temporanei picchi di piacere, quotidianamente mantenendoti agganciato tra un refresh e l'altro. Infatti, più vedi le reazioni, più dopamina s'inietta, ingannando il tuo cervello - il cavallo delle tentazioni.

Possiamo quindi davvero dire che esistano altre gratificazioni così acute nel nostro ambiente quotidiano sotto l'effetto di questo sistema? Difficile trovarne.

Pensi di poter uscire facilmente da questo insta-thrill? So, sinceramente, la parte razionale sa che non ha senso. Le tue mani agiscono autonomamente, trasportate dalla "lotteria del 'mi piace'". Ma è pure chiaro cosa ha scatenato o indotto questo ciclo: lo stop-drop non interattivo oppure disattivare il social feeding non è mai stato così difficile. Onestamente, smettere ti farebbe sentire ansioso pur sapendo che è meglio fermarsi; bastarsi è la vera **sfida**.

Chiudere gli occhi o ignorare le notifiche... ma non basta, ti spinge a volerne ancora. Il **ciclo** continua, e tu sei al centro di questa vorticosa danza dopaminergica.

La Cultura della Gratificazione Istantanea

Oggi, vivi in un mondo dove tutto si muove a **velocità** impressionante. Sei d'accordo? Puoi ordinare cibo con un clic, guardare episodi di una serie uno dietro l'altro, fare shopping senza alzarti dal divano... Insomma, tutto è a portata di mano. Ma c'è un piccolo **problema**. Questo rincorrere sempre una gratificazione immediata fa sì che il tuo sistema della dopamina sia stimolato continuamente. Il tuo cervello inizia ad aspettare che queste piccole dosi di piacere arrivino di continuo, e quando non succede, ti senti perso, vuoto.

Immagina il tuo **cervello** come un motore, sempre acceso e carburato dalla costante ricerca di nuove ricompense. Arriva la notifica, suona il cellulare e bam! Ricompensa. Questo "carburante" però ha un costo. La **dopamina**, questo neurotrasmettitore che produce una sensazione di piacere, diventa un'amica esigente: più la nutri con queste gratificazioni istantanee, più ne vuole. E alla lunga? Le cose che ti prendevano ore o giorni a fare e ti davano una grande soddisfazione, come leggere un libro o cucinare un pasto elaborato, sembrano quasi troppo difficili. Il cervello diviene pigro, cerca solo l'immediato, la soddisfazione facile.

Ma la questione non finisce qui.

Con l'abitudine alla gratificazione immediata, diventa sempre più difficile tollerare l'attesa di una **ricompensa** futura. Pensa a un bambino che non riesce a resistere a mangiare il cioccolatino per poter godere di un dolce più tardi. Bene, noi adulti non siamo poi così diversi. Siamo sempre meno pazienti, sempre meno disposti a investire tempo e fatica per qualcosa che darà i suoi frutti solo domani... o, peggio ancora, fra qualche anno. Qualcuno potrebbe dire che è perché siamo stati viziati. Io più che altro lo considero come essere stati "riprogrammati". Il cervello si è adattato, negli ultimi anni, a ricevere piacere con zero o quasi sacrificio.

Ed è qui che le conseguenze a lungo termine si fanno sentire. Inseguire sempre la gratificazione a corto termine può sembrare un'idea brillante, "un colpo di genio", pensi, ma su quale bilancia pesi quelle che perdi nel lungo termine? Questa "fretta" di eccitazione continua porta a collezionare piccole gioie, sacrificando però **emozioni** più profonde e durature. Ridurre la tolleranza per l'attesa ti porta a evitare scelte e sforzi che, nel tempo, potrebbero cambiare la tua vita per il meglio. Per esempio, dedicarti a uno studio impegnativo o intraprendere un'attività a lungo termine ti potrebbe regalare grandi soddisfazioni in futuro, però ci vuole pazienza e costanza.

In questo modo, preferisci accontentarti di "prendere la via facile," perdendo di vista quell'unica-difficile-possibilità che cerca di portarti qualcosa di veramente significativo. Mentre, chi riesce a interpretare meglio la forza della **pazienza** guarda i frutti delle sue fatiche "maturare col tempo." Il mondo moderno ti ha donato tutto l'accesso a gratificazioni impercettibili e veloci, facendo cambiare il tuo modo di pensare sul futuro, sull'idea di curiosità per il mai-esplorato. Ed è proprio questa sete di prelievi veloci che erode lentamente la tua capacità di pazientare per risultati più **gratificanti** e lunghi.

Lo svantaggio della stimolazione costante

Hai presente quella volta in cui stavi **scrollando** tutto il giorno il feed di Instagram, sentendoti sempre meno **motivato**? Ecco, c'è qualcosa di più profondo che accade dietro le quinte del tuo cervello. La **dopamina**, quella sostanza chimica che il nostro corpo rilascia quando proviamo piacere, gioca un ruolo importante qui. Ma cosa succede quando sei bombardato da stimoli eccessivi tutto il tempo?

Beh, il problema è che il cervello si abitua. Ti spiego. Quando sei continuamente esposto a stimoli "gratificanti" – che siano social media, serie TV, shopping online o anche cibo spazzatura – il sistema della dopamina entra in overdrive. È come se il tuo cervello stesse ricevendo talmente tanta dopamina che, a un certo punto, smette di rispondere con la stessa intensità. Questo fenomeno si chiama **desensibilizzazione**. È come assistere a uno spettacolo pirotecnico: la prima volta rimani a bocca aperta, ma quando diventa una routine, l'effetto wow sparisce.

Ecco il paradosso: più cerchi piacere, meno piacere provi. Alla lunga, la desensibilizzazione della dopamina ti lascia stordito, cercando stimoli sempre più intensi solo per provare quel minimo di gratificazione. Ma qui c'è la fregatura: quei picchi di piacere diventano sempre più rari e, nella vita quotidiana, ti trovi a perdere interesse per le cose che prima consideravi appaganti, come leggere un buon libro o avere una conversazione profonda con un amico.

Questo ci porta a un altro tema collegato: l'"**adattamento** edonico". Te lo spiego in parole povere. In pratica, è quella trappola mentalmente frustrante in cui, non appena ottieni qualcosa che pensavi ti avrebbe reso felice, cominci subito a desiderare qualcos'altro. A sognare cose ancora più grandi, esperienze ancora più intense. Ti è mai capitato? È come salire su una scala infinita dove ogni gradino sembra promettere felicità, ma non la raggiungi mai veramente.

L'errore che facciamo spesso è credere che raggiungere certi **obiettivi** ci doni una felicità duratura. Come quando pensi che comprare una macchina nuova, ottenere una promozione o accumulare "mi piace" abbastanza ti renderà soddisfatto. In realtà, la soddisfazione finale non arriva, il senso di appagamento sfuggente, dura solo un attimo, e finisci col riporre le speranze nella prossima grande conquista. E, indovina? Lo schema si ripete, si ripete... e mai finisce.

Ma questo mondo di stimoli continui e ricerca incessante di gratificazione non lascia solo strascichi sul livello della felicità. Sembra anche avere un forte impatto sulla nostra **salute** mentale, contribuendo in modo significativo all'aumento di ansia e depressione. Provi stress da ogni angolo, non riesci a staccare, tutto sembra richiedere la tua attenzione, e nulla dà la pace interiore che cerchi. Vita moderna, sì, ma a che prezzo? La costante stimolazione manda il cervello in tilt. In pratica, passi da un momento all'altro tra sensazioni di euforia e una fastidiosa sensazione vuota quando lo stimolo scompare.

È come se il tuo cervello fosse su una montagna russa emozionale: alti picchi di piacere seguiti da discese rapide nel senso di vuoto. Non sorprende che, con uno stato di allerta perenne e soglie di stress in aumento, sempre più persone diventino prigioniere di stati ansiosi o cadano in depressione. Siamo, in poche parole, esasperati da troppe cose che accadono troppo velocemente, e la naturale capacità del cervello di bilanciare piacere e tranquillità si perde lungo la strada.

E quindi? Forse è il momento di rivedere certi **comportamenti** e cercare un modo per ritrovare un certo **equilibrio** – ma sarà davvero facile? Chi lo sa...

In Conclusione

In questo capitolo abbiamo esplorato come la moderna **tecnologia** e i **social media** influenzano il rilascio di **dopamina** nel nostro cervello. Abbiamo evidenziato i **rischi** associati alla stimolazione costante e alla gratificazione istantanea, che possono portare a comportamenti compulsivi e ad una diminuzione del **benessere** a lungo termine. È un tema importante in un mondo sempre più connesso e tecnologico.

Hai visto quanto i dispositivi digitali e le app siano pensati per stimolare il rilascio di dopamina. Hai anche capito come i cicli dopaminici nelle tecnologie possano creare **dipendenza**. Abbiamo esaminato l'influenza della connettività continua sul sistema di ricompensa del nostro cervello e come le piattaforme di social media lo sfruttino per catturare la tua attenzione. Infine, abbiamo discusso le conseguenze negative della stimolazione costante e dell'adattamento edonistico.

Ricordati, tutto quello che hai letto influisce sulla tua vita quotidiana e sul modo in cui affronti la tecnologia e i social media. Prova a prendere **consapevolezza** di questi meccanismi e a utilizzarli a tuo vantaggio, gestendo meglio il tuo tempo e le tue energie. Applicare queste conoscenze nella tua quotidianità potrà fare una grande differenza nel lungo periodo.

Dai, non farti fregare dalle notifiche! Ora che sai come funziona, puoi essere tu il padrone del tuo smartphone e non viceversa. Pensa a come potresti usare questa nuova consapevolezza per migliorare la tua vita digitale. Magari potresti iniziare spegnendo le notifiche meno importanti o dedicando del tempo offline ogni giorno. L'importante è che tu trovi il tuo equilibrio personale tra il mondo digitale e quello reale.

Capitolo 3: L'Equilibrio tra Piacere e Dolore

Ti sei mai chiesto perché quello che ti dà **piacere** sembra sempre portare con sé una sorta di piccolo, nascosto **tormento**? Io mi sono fatto la stessa domanda, proprio come te. Questo capitolo è un po' come una chiacchierata a tavola, dove parliamo di quello strano **equilibrio** che tocca ogni singolo momento della nostra vita, tra quello che amiamo fare e come ci sta segretamente condizionando. Parliamo dello "zozzone" che spinge il **cervello** a voler sempre di più... e del perché, a un certo punto, il piacere cambia **sapore**.

Hai mai fatto un passo avanti pensando di ottenere qualcosa di buono, ma poi sei incappato in qualcosa di inatteso? Beh, succede spesso. Preparati a capire, in modo semplice e diretto, come lavorare su quell'equilibrio **fondamentale** di cui forse non ti sei neanche accorto fino ad ora.

Questo viaggio ti porterà a esplorare i meccanismi nascosti dietro le tue **scelte** quotidiane. Scoprirai come il tuo cervello bilancia costantemente piacere e dolore, influenzando ogni tua decisione. Non è solo teoria, ma una comprensione pratica che può cambiare il modo in cui affronti la vita di tutti i giorni.

Preparati a mettere in discussione alcune tue **convinzioni** e a vedere sotto una nuova luce le tue abitudini. Potrebbe sembrare un po' scomodo all'inizio, ma ti assicuro che alla fine ne uscirai con una consapevolezza che ti farà sentire più in controllo della tua vita.

Allora, sei pronto per questa avventura nel tuo mondo interiore? Andiamo a scoprire insieme come funziona davvero questo gioco tra piacere e dolore che governa le nostre vite!

La Neuroscienza del Piacere e del Dolore

Hai mai pensato a come il **cervello** processa il piacere e il dolore? Queste due esperienze, apparentemente così diverse, in realtà sono strettamente interconnesse. Il cervello umano ha un modo affascinante di collegare entrambe le sensazioni, che spesso sembra giocare un ruolo cruciale nel modo in cui percepisci il mondo.

Quando provi piacere, come quando mangi il tuo dolce preferito o ascolti una canzone che ami, il cervello rilascia una sostanza chimica speciale – la **dopamina**. Questa sostanza ti fa sentire bene, ti fa desiderare di ripetere quell'esperienza e, in generale, ti spinge a cercare il piacere. Ma ecco il trucco: se l'esperienza è ripetuta troppo spesso, il cervello inizia a reagire in modo meno entusiasta. Il piacere si trasforma in abitudine, e l'intensità di quella sensazione iniziale diminuisce. È proprio in questo momento che entra in gioco il concetto di dolore, o meglio la mancanza del piacere, che può causarti una sensazione spiacevole.

Ma c'è di più rispetto a queste sensazioni di piacere e dolore, che non esistono affatto in maniera isolata. Qui entra in gioco il concetto dei processi opposti. La teoria dei processi opposti spiega come la gioia e il dolore siano legati come un'altalena. Quando qualcosa ti porta piacere, cominci completamente motivato – un esempio potrebbe essere fare shopping o mangiare qualcosa di goloso – in teoria fare queste cose ti rende felice. Ma non appena questo tipo di attività, o lo stesso piacere, diventa frequente, la felicità diventa più di breve durata. Come risultato arriva una sorta di **contraccolpo**, quella sensazione sottile e strana dopo ore di divertimento o dopo aver passato una notte in bianco, ad esempio. In parole povere, l'altalena tende a voler tornare in equilibrio.

Quindi, le **emozioni** seguono un modello piuttosto prevedibile. La sensazione iniziale si trasforma sempre, e se c'è un picco di piacere, puoi giustamente aspettarti anche una "discesa". Potrebbe sembrarti a tratti frustrante, ma questo sistema aiuta a mantenere l'equilibrio nel cervello. Questo effetto aiuta anche ad evitare che la tua mente si "blocchi" in esperienze ripetitive o episodi eccessivamente piacevoli e che ti facciano sempre star bene, preservando una costante "freschezza" nelle sensazioni.

Non possiamo dimenticare, però, che la dopamina non fa tutto da sola. Anche altri **neurotrasmettitori** hanno un ruolo chiave nel regolare piacere e dolore. Parliamo di serotonina, noradrenalina o endorfine, ognuno di questi ha un ruolo in queste delicate sensazioni. Ad esempio, durante una corsa, ti trovi in uno stato che inizia stressante ma poi diventa euforico per gli effetti delle endorfine rilasciate dopo l'intenso sforzo. Mentre ti senti affamato dopo una mezza maratona, il cervello rilascerà e alzerà i livelli di serotonina e dopamina. In breve, questi neurotrasmettitori lavorano tutti insieme, modulando e "orchestrando" come ti senti, creando quel senso pazzesco di equilibrio tra queste montagne russe emotive.

Alla fine, questa combinazione di processi opposti e il lavoro sinergico dei neurotrasmettitori fa sì che le esperienze di **piacere** e **dolore** siano ben bilanciate, qualcosa che ti aiuta a vivere in modo più armonioso. Perché picchi e vette di emozioni sono parte della tua vita, e il cervello sa bene come gestirli.

Il Ruolo della Dopamina nell'Equilibrio

Ci sono momenti in cui senti il **piacere** come un'ondata che ti travolge, e altri in cui il **dolore** sembra poterti inondare completamente. Ma ti sei mai chiesto come è possibile che la stessa sostanza chimica influenzi sia queste sensazioni positive che quelle del tutto opposte? Il segreto sta nella **dopamina**, quella piccola molecola che si agita nel tuo cervello e che, senza troppo clamore, gioca un ruolo cruciale nel determinare come percepisci il piacere e anche il dolore.

Quando pensi alla dopamina, spesso la immagini come la "sostanza del piacere." Come se fosse responsabile esclusivamente di ciò che ti fa stare bene. Mangi una fetta di torta – boom! La dopamina. Ti complimentano per il lavoro ben fatto – ancora la dopamina. Ma c'è di più. In realtà, essa è fondamentale anche per dirti quando qualcosa non va bene o quando qualcosa deve essere evitato a tutti i costi. In parole povere: la dopamina non è solo la chiave del piacere. È il campanello che suona sia per le buone che per le cattive notizie. La sua presenza in realtà amplifica la percezione di piacere *e* quella di dolore. E quando questo circuito diventa iperattivo, indovina cosa succede? Il piacere può trasformarsi in qualcosa di fugace e inafferrabile, mentre il dolore si intreccia profondamente, rendendoti ipersensibile.

Ma aspetta, c'è un altro aspetto chiave che rende tutto ancora più interessante. La dopamina non si ferma solo a trasmettere piacere o segnali di dolore. Si potrebbe dire che essa sia una guida che ti consiglia quali eventi e stimoli meritano la tua attenzione. Il termine tecnico che usano gli scienziati è "**salienza**." Essenzialmente, quando il tuo cervello decide che qualcosa merita di essere notato— che quel messaggio è davvero importante—è la dopamina che ti dà quella piccola scossa, quella scossa che ti dice: "Questo conta!" Anche se non si tratta esattamente di una piacevole ondata di felicità. Questo significa che pura dipendenza da stimoli "dopaminergici" non è sempre questione di sentirsi bene, ma di sentirsi spinti a fare o notare qualcosa... spesso a discapito di ciò che dovrebbe venire prima.

A questo punto sembra chiaro dove si può arrivare se una **disfunzione** entra in scena in questo sistema così equilibrato. Se l'equilibrio tra piacere e dolore è dettato da questa molecola, cosa succede quando la dopamina non funziona come dovrebbe? Potrebbe sembrare strano, ma quando il sistema dopaminergico è disfunzionante, non si parla solo di mancare il piacere; si sviluppa una sensibilità esagerata al dolore. E non solo dolore fisico, ma anche emozionale. Le cose che prima riuscivi a sopportare senza troppa difficoltà iniziano a pesare sempre di più. Anche risultati piccolo-vittoriosi non sembrano più avere lo stesso "sapore dolce" di prima. Da lì allo sviluppo di **dipendenze** il passo è breve. E senza quasi rendertene conto, cadi in una routine in cui, per contrastare la sensazione sempre più invasiva del dolore, vai alla ricerca continua di piccole scariche dopaminiche, come una reazione a catena.

Quindi, sì. La dopamina è indubbiamente affascinante per tutte le cose belle che ti può dare. Ma sottovalutare il suo doppio ruolo, nella percezione sia del piacere che del dolore e come "riconoscimento dell'importanza," può avere conseguenze significative. La vera potenza della dopamina sta nel suo ruolo di **equilibrio**. Un equilibrio fragile, difficile da mantenere, ma imprescindibile per condurre una vita regolata. Un invito a fare attenzione all'intera gamma delle sue funzioni, senza lasciare che l'effimero piacere ti nasconda l'importanza del suo "lato oscuro."

Tolleranza e Adattamento

Quando ti **immergi** nel mondo della dopamina, ti accorgi presto di quanto questa sostanza chimica svolga un ruolo centrale nel tuo modo di vivere l'esperienza del piacere e dell'appagamento. Eppure, proprio come con tante altre cose nella tua vita, c'è una specie di contrappeso naturale che ti riguarda: il **neuroadattamento**.

All'inizio, quando ti esponi a un nuovo stimolo che aumenta la dopamina, il piacere che provi può sembrare straordinario, quasi sorprendente. Ma ecco il punto: il tuo cervello è incredibilmente bravo ad adattarsi. Dopo un po', quella stessa esperienza non ti regalerà più quella sensazione di euforia perché ti abitui. Il cervello, per proteggersi dagli eccessi, tende a ristabilire una sorta di equilibrio, riducendo la sensibilità ai segnali di dopamina. Lo fa abbassando il numero di recettori disponibili o la loro sensibilità, cercando di mantenere lo stato di equilibrio. È come compensare per evitare un "sovraccarico".

Ma non finisce qui. Il neuroadattamento si fa sentire proprio quando, per mantenere quella sensazione piacevole originaria, sei spinto ad aumentare l'intensità o la frequenza di quella via attiva. Questo porta inevitabilmente a una diminuzione della sensazione di piacere per quella stessa attività. Più l'intervento della dopamina va avanti, più aumentano **stigma** e **tolleranza**. È come scalare una montagna, ma la vetta si allontana ogni volta che sei sul punto di raggiungerla.

Quindi, facciamo un passo indietro ed esploriamo come tutto questo si lega alla tolleranza verso gli stimoli. Ricordi la prima volta che hai assaggiato quel cibo delizioso o hai ascoltato la tua canzone preferita? La sensazione era probabilmente molto intensa poiché era nuova, richiedendo una quantità concentrata di dopamina per il piacere. Ma dopo ripetuti assaggi o ascolti? L'emozione diventa meno accattivante e, stranamente, sei pronto a passare oltre in cerca di una nuova esperienza che possa offrirti quella scintilla originale. Ecco cosa si intende con tolleranza agli stimoli piacevoli. E succede non solo con cose piacevoli, ma stranamente anche con il **dolore**.

Si sa che con il dolore cronico, succede qualcos'altro però. Sì, succede anche per il male. Quando il dolore persiste a lungo, il cervello inizia il processo opposto, ossia l'aumentare della sensibilità al dolore stesso, quasi come risultante della costante esposizione. Questo crea un circolo vizioso in cui il dolore diventa sempre più dominante, richiedendo sempre più risorse per gestirlo. Quello che era un dolore gestibile diventa debordante.

Anche nel caso della **dipendenza**, la storia non cambia molto. L'incessante stimolo della dopamina attraverso sostanze o abitudini, sebbene inizialmente sembri offrirti quel passaporto per il benessere, alla lunga richiede dosi maggiori per ottenere lo stesso effetto positivo. Ma la verità è che col tempo, finisci per sentirne meno. E, inevitabilmente, ciò ti porta non solo a continuare nei confronti di quel tipo di stimolo, ma spesso a superare la soglia di quella "stabilità" che contrasta al massimo questa dipendenza.

Forse ora inizi a vedere come il tuo cervello di fatto ti "protegga" e insieme ti "complichi" la vita. Se pensi a tutto questo insieme al concetto di **tolleranza**, capisci come è facile essere intrappolato sia nel piacere che nel dolore, e il sistema **dopaminico** gioca un ruolo chiave nel governare questi meccanismi. Ma esserne consapevole è già un passo potente.

Ripristinare l'Equilibrio

Il **cervello** è un meccanismo straordinario, sempre alla ricerca di mantenere l'omeostasi—un equilibrio naturale—nel nostro sistema piacere-dolore. Immagina il sistema come una bilancia: da un lato, c'è il **piacere**, dall'altro, il dolore. Quando provi piacere, il lato del piacere si abbassa. Ma il cervello interviene subito, spingendo sull'altro lato per cercare di riportare tutto a livello. Per natura, vuole mantenere tutto equilibrato. Questo sistema funziona bene, a meno che tu non inizi a dare troppo peso a uno dei lati, di solito a quello del piacere.

Ad esempio, quando ti esponi continuamente a stimoli piacevoli— che siano cibi ipercalorici, maratone di serie TV o i soliti scroll senza fine retroilluminati con effetti colori sgargianti che creano contentezza e piacere al cervello—puoi abbassare troppo il lato del piacere. All'inizio, questo **squilibrio** potrebbe sembrarti sopportabile. Ma continuando a "forzare" la bilancia in modo ripetuto, il tuo corpo comincia a percepire tutto come meno piacevole e, ovviamente, diventi più vulnerabile allo stress, all'irritabilità o perfino a una sensazione costante di disagio.

Esempi di meccanismi naturali per riequilibrare il piacere e il dolore sono una riduzione della **dopamina**, o un aumento di altre sostanze chimiche nel cervello che ti fanno percepire meno piacere, come un sistema di feedback che dice "Ehi, è ora di rallentare un po'. Altrimenti non ce la faccio!". Nel complesso, è un meccanismo intelligente, ma richiede la tua comprensione e collaborazione per funzionare al meglio.

Ma la cosa diventa più interessante quando parliamo del concetto di **allostasi**. Qui si entra in un gioco a lungo termine. L'allostasi consiste nell'adattamento dell'organismo per fronteggiare ciclicamente aumenti di stress o stimoli continuativi di piacere. Fa in modo che il sistema si possa "accomodare", resistendo a questi cambiamenti nel tempo senza necessariamente distruggere tutto.

L'allostasi, in pratica, è come un'ancora contro un mare in tempesta. Ma questa "ancora" non funziona come l'avresti voluta; speri che ti mantenga dove sei, ma alla fine fa solo un piccolo cambiamento, magari tipo inclinandoti la spalla. Per proteggerti da schizzate improvvise di stress cronico grazie a moderni strumenti tech, il tuo cervello insiste inconsciamente nel cercare di salvarti facendoti adattare ad una tranquillità monotona e per niente gradevole.

Ora, se ciò ti fa venire in mente una sorta di "smania" costante, hai colto nel segno. Non sorprende infatti che questa ricerca di equilibrio a lungo termine possa portare a esaurimenti, burn-out e una sensazione continua di insoddisfazione, come se il tuo organismo effettivamente accumulasse fatica in una lenta combustione.

Allora, come puoi davvero ristabilire un buon equilibrio quando si parla di dopamina e piacere? E se ti dicessi che la risposta ha a che fare con la **neuroplasticità**? Sì, la neuroplasticità è il potenziale all'interno del tuo cervello che permette effettivamente di "ristabilire" formule chimiche ed emozioni, aggiungendo nuovi canali e percorsi. Una via d'uscita dalla "trappola del piacere".

Neuroplasticità significa, insomma, che hai il potere di allenarti, diremmo come cambiare. Richiede però pazienza, ma sapevi che anche la **meditazione** quotidiana o piccoli aggiustamenti quotidiani, cimentati in ritmi economici di impostazioni di tipo non dopaminergici come basse intensità di running, possono ribaltare questi meccanismi? C'è roba che non solo li bilancia realisticamente dall'interno, dandoti un correlativo benessere psicofisico, ma che si aggiusta con shock positivi inattesi.

Quindi se hai avuto l'impressione che la tua capacità di provare piacere in maniera sana fosse diminuita, gioisci un po'. Perché è come un muscolo che puoi ricostruire. Ricorda, infine—oramai, poco importa—che indipendentemente da come sei atterrato sul tuo attuale squilibrio, puoi tranquillamente iniziare da qualsiasi punto e lavorarci come su quell'altro anello preferito in cristallo ai metodi calmativi viscerali del free mind therapy. Ce la puoi fare.

In Conclusione

Questo capitolo ti ha portato a **esplorare** i meccanismi del piacere e del dolore nel tuo cervello, mostrandoti quanto siano strettamente legati. Hai scoperto come la **dopamina** gioca un ruolo centrale nel modo in cui percepisci sia le sensazioni piacevoli che quelle spiacevoli, e come l'adattamento del tuo cervello possa portarti a sviluppare tolleranza.

In questo capitolo hai visto:

• L'importanza delle emozioni. **Il piacere e il dolore** nel cervello non agiscono separatamente, ma sono strettamente collegati.

• Come la dopamina regola sia il piacere che il dolore. Ma, a differenza di ciò che potresti pensare, non è soltanto una "sostanza del piacere".

• Gli effetti della distruzione dell'equilibrio tra piacere e dolore possono portare a **dipendenze**, problemi con la tolleranza alle emozioni, o altre complicazioni.

• Il tuo cervello cerca naturalmente di **bilanciare** il piacere e il dolore, non sempre nel modo che sceglieresti.

• Ci sono possibilità di cambiare questo bilanciamento attraverso la **neuroplasticità**.

Per creare una vita più sana ed **equilibrata**, è cruciale applicare le conoscenze di questo capitolo nella quotidianità. Usare ciò che hai appreso può migliorare la tua capacità di gestione delle emozioni. Fai il primo passo verso una maggiore **consapevolezza** e controllo su come il tuo cervello reagisce al mondo che ti circonda. Sii consapevole, sii forte!

Capitolo 4: Riconoscere lo Squilibrio della Dopamina

Ti sei mai chiesto perché alcune giornate sembrano **brillanti** e cariche di energia mentre altre no? Sono convinto che molti di noi passano la vita senza capire realmente queste differenze... ma tu potresti scoprire molto su te stesso in questo capitolo. Sai, quando inizi a capire come la **dopamina** influisce sul tuo umore e **benessere**, tutto inizia a sembrare un po' più chiaro. Non ti preoccupare, questo capitolo è pensato per **guidarti** attraverso gli alti e bassi, per aiutarti a decifrare quei segnali che il tuo corpo ti manda, magari da tempo.

Imparerai a **riconoscere** i segnali che indicano una carenza o un eccesso di dopamina e a collegare queste variazioni con il tuo stato **mentale**. Sei pronto per dare una sbirciata dentro di te? Beh, preparati, perché quello che **scoprirai** potrebbe sorprenderti più di quanto pensi...

Indicatori di Carenza di Dopamina

A volte ti **chiederai** perché non hai voglia di fare nulla. Può capitarti di sentirti svogliato, senza energia. Ci provi, ma ogni cosa sembra un'enorme fatica. Beh, potresti non sapere che questo stato, questa sorta di apatia, è uno degli indicatori di una carenza di **dopamina**. Non serve essere un esperto per intuire che c'è qualcosa che non va quando non riesci a far nulla, persino cose che una volta ti entusiasmavano — come un hobby o anche uscire per una passeggiata.

La mancanza di **motivazione** è dentro tutti noi, ma c'è una certa intensità che dovrebbe farti alzare le antenne. Se noti che stai perdendo interesse in tutte quelle attività che un tempo riempivano le tue giornate, portandoti felicità, è probabile che i tuoi livelli di dopamina stiano calando. La dopamina è come quella carica che spegne la penna quando vuoi scrivere, fa sparire il pennello quando vuoi dipingere. Senza di essa, diventi passivo, quasi disinteressato alla vita stessa.

E poi c'è l'**anedonia**. Questa parola complessa si può tradurre come l'incapacità di provare piacere. Molte persone ti racconterebbero di quanto si sentano distanti da ciò che le circonda, incapaci di provare vero piacere in ciò che un tempo amavano. Ora — tu sicuramente conosci la gioia che ti può dare ciò che ti piace. Pensa a qualcosa che ti rende davvero felice, ora immagina se quella scintilla sparisse come un soffio di vento. Ecco, l'anedonia funziona così.

Ma come cambia il nostro **comportamento**? Un fatto curioso è che quando ci manca dopamina, diventiamo più distratti. Anche i compiti più semplici sembrano impegnativi – persino guardare un film diventa problematico. Oppure capita di entrare nel cosiddetto "pilota automatico", agendo meccanicamente senza provare vere emozioni. Le relazioni ne risentono — viene a mancare quella gratificazione che normalmente ricevi negli incontri con amici o partner. Subentra una sorta di aridità, e più cerchi di sentire qualcosa, più ti sembra distante.

Ti senti **stanco**, un po' sconclusionato, e ti isoleresti da tutti? Voglia di niente, nemmeno fare sport? Bene, questi sono altri segnali che possono indicare che qualcosa non è a posto. Magari hai meno fame, perché anche quella, come scoprirai, è influenzata dai livelli di dopamina.

Ora, vediamo un po' cosa puoi fare per capire meglio. Che tu ci creda o no, potresti avere già una certa familiarità con questi stati senza accorgerti che sono segnali preoccupanti. Quindi, direi che potrebbe essere utile una sorta di lista di controllo. Riesci a riconoscere uno o più di questi **sintomi**?

• Sensazione cronica di stanchezza, fisica o mentale.

• Mancanza di motivazione, apatia.

• Scarso interesse nei tuoi passatempi preferiti.

• Difficoltà di concentrazione, hai spesso la testa tra le nuvole.

• Ti ritrovi a compiere gesti in automatico, quasi senza pensare.

• Esplosioni occasionali di irritabilità, senza un motivo rilevante.

• Devi affrontare cambiamenti improvvisi di umore o frequenti crisi di pianto.

Magari avere solo un paio di sintomi non significa che ci sia realmente un problema, ma sentirne vari nello stesso momento dovrebbe metterti in allerta.

Adesso, una lista di sintomi da sola non è sufficiente, ma ti può aiutare ad indirizzare l'attenzione dove serve. Quindi, fatti queste domande e rispondi con sincerità. Prenditi un momento e cerca di vedere da dove provengono le tue **insoddisfazioni**. È il primo passo per capire e, con calma, trovare il modo di ricaricarti.

Sintomi di Eccesso di Dopamina

Hai mai notato qualcuno più **impulsivo** del solito, come se la sua mente non avesse più freni? Beh, potrebbe essere colpa della dopamina. Questa sostanza è spesso associata alla sensazione di

piacere e ricompensa, ma troppo di una cosa buona non è sempre positivo. Un eccesso di questo **neurotrasmettitore** nel cervello può portarti a prendere decisioni affrettate, comportarti in modo sconsiderato o persino cercare **emozioni** estreme. Forse succede perché, ricevendo questa "spinta" chimica, ti senti vivo e pieno di energia, ma la ricerca continua di sensazioni forti può metterti su un percorso tutt'altro che salutare.

Quando la dopamina si scatena senza controllo, potresti accorgerti di fare più facilmente **scommesse** azzardate o di correre rischi non necessari. Questi segnali possono manifestarsi non solo nel gioco d'azzardo o in situazioni sociali pericolose, ma anche nella vita di tutti i giorni. Immagina di ritrovarti a spendere somme enormi per qualche pacchetto di beni che non puoi assolutamente permetterti, tutto per quell'euforia momentanea. E dopo resta solo un senso di vuoto.

Vedendo la vita diventare una costante corsa all'approvazione e al massimo piacere, non c'è da stupirsi se diventa anche difficile mantenere una stabilità emotiva. Persino mettere a tacere i tuoi sentimenti più pesanti può diventare impossibile.

Ma qual è la connessione tra un'aumentata attività dopaminergica e la regolazione delle tue emozioni? Posso dirtelo: spalma tutto in una pasta insipida, fatta di **impazienza** e una nauseante sensazione di insoddisfazione. Sì, ogni piccola cosa può scatenare reazioni eccessive. Ti arrabbi per un dettaglio irrilevante, perdi la pazienza per una stupida battuta e vedi solo ombre dove nessuno scorge nulla. Eppure, insegui quell'adrenalina incessante, incapace di gestire il crollo emotivo che si presenterà alla fine di tutto. Decidere se riposarti o proseguire come una furia diventa un gioco d'incognite, dove non sarai mai veramente il vincitore.

Ah, ora che ci penso, ti starai chiedendo se hai tu stesso una dopamina "dopata". Un attimo... ecco qualcosa che potrebbe aiutarti!

Ti presento il "Test di Autovalutazione dell'Eccesso di Dopamina", un piccolo strumento per identificare i segni della super-attività dopaminica. Pensa a come ti comporti, a quanto ti riconosci nei **comportamenti** che descrivo qui. Ti senti costantemente irrequieto, incapace di restare seduto a lucidarti le scarpe mentre leggi un libro? Dai sempre di matto quando qualcosa non va come vuoi? Ogni decisione, dalla scelta del pranzo a quella di accendere la TV, sembra una lotta a chi ferma la giostra? Rispondi onestamente.

Forse non sarà esauriente, ma accompagnarti in questo spazio di **riflessione** può offrirti qualche risposta. In fondo, conoscere il problema è la chiave per combatterlo. E anche se potrebbero sembrare solo piccole cose, accumularle può incidere parecchio sulla qualità generale della tua vita.

Il Legame tra Dopamina e Salute Mentale

Hai mai notato come, a volte, non ti senti né triste né felice, ma c'è qualcosa che non va? Potrebbe essere la **dopamina**, una piccola molecola dentro il tuo cervello, che gioca un ruolo molto più grande di quanto puoi immaginare. E quando è fuori equilibrio... l'impatto sulla **salute mentale** è sorprendente, quasi devastante. Parliamo di depressione, ansia, ADHD e molto altro. Ma come influisce esattamente questa molecola sul tuo benessere mentale?

Immagina una bilancia. La dopamina dovrebbe tenerla in equilibrio. Se ce n'è troppa o troppo poca, la bilancia si sposta e le cose iniziano a scricchiolare. In casi di **depressione**, può succedere che tu abbia livelli di dopamina troppo bassi. È come quando non hai abbastanza carburante in auto - tutto sembra difficile, le giornate diventano piatte, senza colore, senza energia. Non hai voglia di fare nulla, una specie di pigrizia mentale e fisica che, spesso, viene confusa con sola tristezza. Con l'**ADHD**, invece, potrebbe esserci un'interferenza nel modo in cui il tuo cervello usa la dopamina, rendendo difficile restare concentrato. C'è troppo rumore nella mente, troppe cose che ti distraggono. Risultato? Fatica a portare a termine qualcosa e una costante sensazione di irrequietezza.

Passiamo un momento ai disturbi un po' più difficili da riconoscere, come la **dipendenza** e i comportamenti compulsivi. Qui, la disfunzione della dopamina crea veramente un campo di battaglia. Ti capita mai di ritrovarti ossessionato da una certa attività, di non poterne fare a meno, anche se sai che ti fa male? L'idea e la promessa di una "ricompensa facile" stimolano la produzione di dopamina. Appena l'attività comincia a darti piacere, il tuo cervello decide che... ne vuoi ancora. E la sete di dopamina diventa inarrestabile. Questo ciclo perpetuo è alla base di molte forme di dipendenza, che si tratti di sostanze chimiche o comportamenti apparentemente innocui, come il gioco d'azzardo o persino lo scrolling infinito del feed sui social media. L'aspetto più insidioso? Mentre inizialmente hai tutto sotto controllo, dopo un po' ti accorgi che è la dopamina a controllarti. E ciò che una volta dava piacere... non sembra più abbastanza.

Ed è proprio questa "sete" di dopamina che ci guida verso la nostra ultima tappa: la "Mappa del Legame tra Dopamina e Salute Mentale." La chiave per capire ciò che ti sta succedendo è visualizzare questi **collegamenti**. Immagina la dopamina al centro, come una sorta di hub. Dal suo centro, partono vari rami che collegano diversi punti del tuo benessere mentale: uno verso la depressione, un altro verso l'ADHD, una strada verso le dipendenze compulsive, e così via. Quando uno di questi rami si blocca, si crea un "ingorgo" nella rete ed è allora che cominci a sentire l'impatto sulla tua vita quotidiana.

Questa **mappa** non è solo teoria, è come un promemoria tangibile dell'importanza della dopamina nella tua quotidianità. Basta uno squilibrio perché tutto crolli. Allo stesso tempo, è anche uno strumento per riconoscere quando qualcosa non va e forse, cercare di riportare l'equilibrio nella tua vita. Ma tutto parte dalla

consapevolezza: conoscere i collegamenti è il modo per iniziare a ripristinare quello status di benessere che tanto desideri... perché, alla fine, la dopamina è il tuo carburante invisibile. Quello che tiene viva la scintilla della tua esistenza.

Valutare i Tuoi Livelli di Dopamina

A volte ti senti carico di **energia**, altre volte quasi svuotato. Se ti chiedi perché il tuo stato d'animo cambia così spesso, potrebbe avere a che fare con la **dopamina**, il "messaggero chimico" nel tuo cervello. In realtà, potresti già notare segni di squilibri della dopamina, anche se non ne sei completamente consapevole. Quindi, come puoi riconoscerli? Comincia osservando i tuoi schemi di **comportamento**.

Ad esempio, noti un'energia improvvisa quando ricevi un messaggio sul telefono? Quella breve esplosione di eccitazione è probabilmente un aumento di dopamina. Ma che succede nei giorni in cui ti senti apatico, quando nemmeno la tua serie TV preferita sembra interessante? Quando la ricerca costante di nuove esperienze, con tutto quel loro carico di aspettative (e delusioni), comincia a prendere il sopravvento, potresti ritrovarti intrappolato in un ciclo che rende tutto piuttosto piatto.

Esistono segnali specifici che potrebbero indicare uno squilibrio. Magari ti ritrovi a cercare sempre qualcosa di nuovo e brillante, passando da un'attività all'altra senza fine, incapace di dedicare tempo a nulla. O forse, all'opposto, procrastinare sta diventando un'abitudine impossibile da spezzare—spesso perché non riesci a trovare la giusta spinta per cominciare. Tutto ciò potrebbe essere un campanello d'allarme. Prova a prestarci attenzione.

Ecco il passaggio chiave che collega l'attenta osservazione alla valutazione vera e propria: tener traccia. Diventa un

investigatore della tua stessa chimica cerebrale. Non hai bisogno di strumenti complessi—basta un quaderno e una manciata di minuti al giorno per monitorare come ti senti.

Comincia identificando tre elementi fondamentali da osservare quotidianamente: l'**umore**, la **motivazione** e i comportamenti di ricerca di ricompensa. Poniti domande semplici come "Quanto sono motivato oggi a svolgere questo compito?" o "Quanto mi sono sentito felice o scontento?". Con il tempo, noterai dei modelli. Esamina le vacanze di una volta e potresti renderti conto che i giorni in cui hai passato molto tempo altrove coincidono con quelli in cui ti sentivi distratto o insoddisfatto... un segnale di basso livello di dopamina.

Attenzione però, non farti ossessionare dal monitoraggio. Serve a darti un quadro generale, più che un'analisi al microscopio.

E qui entra in gioco quello che io chiamo il "Diario Quotidiano della Dopamina". Anche solo passare qualche minuto ogni giorno a segnare come ti senti e quali attività hai fatto può farti scoprire dei veri motivi dietro certi up e down... Devi scegliere un momento fisso della giornata per riflettere (la mattina appena sveglio, forse). Usa il diario per notare come piccoli cambiamenti nella tua routine influenzano la tua soddisfazione.

In pratica, se un certo giorno noto che dopo un'ora di social media sono molto meno produttivo, magari segno di passare la giornata successiva senza usare lo schermo subito appena sveglio. E sai cosa? Paura passare otto ore nell'apatia. Questo è dopaminergico! È un progetto attivo su te stesso che richiede molta attenzione... utile per individuare i fattori scatenanti, e comprendere perché ti senti come ti senti.

Infine, metti in correlazione le tue annotazioni con i tuoi livelli di **attività fisica**, il **sonno** e la tua dieta, giusto per capire se stanno influenzando il tuo "orologio dopaminico". Potresti scoprire che basta una notte insonne o un'alimentazione non equilibrata per gettarti nello sconforto.

E sì, non è affatto semplice, ma con un poco di pratica imparerai persino ad anticipare le tue oscillazioni dopaminiche—e magari a gestirle, senza agire d'impulso o ricorrere a stimoli dannosi. Un po' come un artista che impara a lavorare con le luci e le ombre. Solo che il quadro sei tu.

In Conclusione

Questo capitolo ti ha fornito importanti **nozioni** che ti aiutano a identificare e **comprendere** l'equilibrio della dopamina nel tuo cervello. Con la **conoscenza** acquisita, sei meglio preparato a riconoscere gli effetti di un disequilibrio di dopamina, sia in senso deficitario che in eccesso, e a intraprendere misure per ripristinarlo.

Hai visto le cause comuni dei bassi livelli di dopamina, tra cui la mancanza di **motivazione** e il piacere ridotto nelle attività quotidiane. Hai anche imparato come una carenza di dopamina può influenzare negativamente la tua vita quotidiana e il tuo **comportamento**.

Ti sono stati presentati i segni principali di un'eccessiva attività dopaminergica, come l'impulsività e la tendenza a prendere rischi elevati. Hai esplorato il legame tra disregolazione della dopamina e problemi di **salute** mentale, all'interno di condizioni come la depressione e l'ADHD.

Infine, hai scoperto metodi pratici per **monitorare** i tuoi livelli di dopamina e fare il punto della situazione.

Prendi queste informazioni e mettile in pratica. Capire come la dopamina influisce sul tuo comportamento quotidiano è il primo passo per gestire meglio la tua salute mentale. Sii consapevole dei segnali e non sottovalutare mai l'importanza di un **equilibrio** sano.

Capitolo 5: La Scienza della Regolazione della Dopamina

Ti sei mai **chiesto** cosa succede nel tuo cervello quando provi piacere o **motivazione**? Io mi domando spesso come certe sensazioni possano essere così potenti... ma soprattutto, perché a volte sembrano svanire? In questo capitolo, voglio farti riflettere su come il nostro sistema **nervoso** si adatta ai cambiamenti e su come ogni giorno influiamo, consapevolmente o no, su questo motore invisibile. Ti sei mai domandato perché alcune **esperienze** sembrano lasciare un segno più profondo di altre? Mettiamoci comodi e affrontiamo insieme alcune verità su questi misteriosi **processi**. È interessante notare come le **ricompense** che riceviamo e gli imprevisti che la vita ci lancia non sono solo eventi casuali, ma veri e propri promemoria della forza (o della debolezza) del nostro **cervello**! Apriamo questa finestra su come e perché la **dopamina** potrebbe avere un impatto più forte di quanto tu possa immaginare... Sei pronto?

Neuroplasticità e Dopamina

Hai mai sentito parlare di **neuroplasticità**? È una parola un po' lunga, ma tranquillo, si tratta semplicemente del fatto che il **cervello** umano è incredibilmente flessibile. Sì, hai capito bene, il nostro cervello non è rigido come una roccia, ma un po' come una plastilina che si modella nel tempo. Neuroplasticità significa proprio questo:

la capacità del cervello di cambiare, di adattarsi in base alle esperienze, ai nuovi apprendimenti o persino ai danni che può subire. Questo è particolarmente interessante quando parliamo della **dopamina**, quella sostanza chimica (chiamata neurotrasmettitore) di cui tutti abbiamo sentito parlare come la "molecola del piacere".

La ragione per cui la neuroplasticità è così importante per la regolazione della dopamina è che permette al cervello di riorganizzarsi per mantenere i suoi livelli su una linea di equilibrio. Quando ad esempio hai delle abitudini in cui ti manca **motivazione**, o se sei un po' nella nube della depressione, il tuo "miscelatore" della dopamina si starà comportando in maniera disfunzionale. Ma ecco che entra in gioco la neuroplasticità perché dà una possibilità al cervello di "riprogrammarsi" per funzionare meglio.

Pensa, fino a poco tempo fa si credeva che il cervello fosse come un motore preimpostato, destinato a rimanere esattamente com'era da adulto. In realtà, ogni volta che impari qualcosa di nuovo, che smetti un'abitudine dannosa o semplicemente cambi modo di pensare, stai già plasmando il tuo cervello attraverso la neuroplasticità. E non è una magia—è proprio come se il tuo cervello trovasse delle strade alternative, creasse nuove connessioni tra i suoi neuroni o rafforzasse quelle già esistenti per funzionare meglio.

E parlando di dopamina, quello che succede è che il livello e la funzione di questa molecola possono davvero fare un effetto a catena su tutto questo sistema di plasticità. Se arrivi a smarrirti in abitudini poco salutari come continuare a cercare quella giusta "dose" di piacere in attività superficiali, inganni il cervello portandolo a dover ricalibrarsi. Ma la buona notizia è che la neuroplasticità ti aiuta—e ti dà la possibilità di fare **cambiamenti** muscolari. Ecco un modo per raddrizzare questo ingarbuglio confuso!

Ah, e cerca di non sottovalutare che il cervello non cambia a caso: devi impegnarti a farlo! Ci sono pratiche giornaliere che possono migliorare la neuroplasticità e contribuire alla sua regolazione sana della produzione e rilascio di dopamina. E cosa potresti fare in pratica per migliorare questa Neuroplasticità? Guarda, ci sono alcune attività che possono stimolare al massimo questa caratteristica:

• **Meditazione**: Non devi per forza stare ore su un tappetino. Anche brevi momenti di fermezza e respirazione profonda possono aiutare a riorganizzare le connessioni neuronali e bilanciare la dopamina.

• **Esercizio** Fisico: Fare attività fisica regolare può aumentare la neuroplasticità cerebrale. Non serve far sport estenuanti: anche una semplice passeggiata può avere un impatto grande.

• Impara Qualcosa di Nuovo: Ogni volta che impari una nuova abilità, crei nuove connessioni nel cervello e migliori la tua regolazione dopaminica.

• Sonno di Qualità: Dormire bene aiuta il cervello a consolidare tutto ciò che ha imparato durante il giorno, migliorando la plasticità sinaptica e ottimizzando l'equilibrio dopaminico.

• Cura le Tue Relazioni Sociali: Le nostre connessioni sociali hanno un grosso impatto sul sistema dopaminico. Passa del tempo con persone che ti fanno star bene e contribuirai in modo sano alla tua neuroplasticità.

Mentre riflettevo sull'elenco delle attività benefiche, mi è venuto un pensiero che ci collega direttamente all'adattabilità cerebrale... il cervello umano, malleabile e in continua evoluzione, è come un giardiniere che pianta nuovi semi ogni giorno, cercando sempre di riprendersi, creando il meglio da ogni condizione... non trovi rassicurante questa straordinaria capacità di ripartenza?

E visto che a questo punto abbiamo sviscerato il legame stretto tra neuroplasticità e dopamina, torna utile ricordare—o meglio ancora comprendere—che questa chimica mentale non è scolpita nella pietra. La **neuroscienza** va avanti, il cervello è in continua evoluzione e tu sei letteralmente in grado di riscrivere, rilavorare, rimodellare il tuo **benessere**.

Il Ruolo dei Neurotrasmettitori nell'Equilibrio

Quando si parla di **dopamina**, è facile vedere solo una parte del quadro. Infatti, tendi a pensare che tutto ruoti attorno a essa, ma qui c'è bisogno di guardare oltre. Prova a immaginare un sistema complesso di comunicazione. Ogni messaggio, ogni segnale ha la sua importanza. Certo, la dopamina è un pezzo fondamentale, ma è solo uno fra tanti che contribuiscono a mantenere l'**equilibrio** generale del tuo cervello.

Il cerchio si allarga. Non esiste solo la dopamina. Altri compagni, ugualmente importanti, entrano in scena: **serotonina** e **norepinefrina**. Ci sono momenti in cui la norepinefrina prende il comando, regalandoti l'energia e la prontezza mentale di cui hai bisogno. In altre situazioni, invece, è la serotonina a fare da padrone, portandoti serenità e pace interiore. L'interazione tra questi tre fa sì che ogni aspetto della tua vita, sia mentale che emotivo, possa trovare il suo giusto equilibrio.

Ma non è così semplice. Quando parliamo di equilibrio, non stiamo dicendo che tutti questi neurotrasmettitori devono avere lo stesso peso. Pensalo più come un giocoliere alle prese con molte palline. A volte ne tiene in mano una più a lungo – quella è la priorità di quel momento. Poi, passa a un'altra, che richiede attenzione per non far crollare tutto. Questo tipo di bilanciamento è ciò che consente alla tua mente di funzionare bene in tutte le condizioni – rispondendo con la giusta combinazione chimica per affrontare ogni sfida.

Qui è dove la dopamina gioca ancora un altro ruolo. Giornate in cui ti senti inarrestabile, super motivato, probabilmente sono il risultato di tassi più alti di dopamina. Attenzione, però. Un eccesso di questa importanza alla **motivazione** può portare caos, specie se gli altri sistemi non sono nelle migliori condizioni. Ti sentirai inquieto, come se qualcosa non andasse, solo perché la serotonina, responsabile del calmarti, non riesce a tenere il ritmo.

Passiamo ora al contributo collettivo di tutti questi agenti chimici. Immaginali come le corde di una rete complessa. Se uno si strappa o viene tirato troppo da una parte, rischia di far cedere l'intera struttura. Il **cervello** lavora proprio così: tenere ogni corda giustamente tirata, né troppo né troppo poco. Serotonina, norepinefrina e dopamina si influenzano sempre a vicenda. Quando il sistema dopaminergico è sovrastimolato, è come se si tirasse troppo quella corda, causando squilibri. Così anche la serotonina, che regola il tuo umore, e la norepinefrina, che ti tiene sveglio e attento, possono venire meno di fronte a questa pressione.

Adesso, pensa alla Ruota dell'Equilibrio dei Neurotrasmettitori. Un'immagine simbolica, certo, ma utile per chiarire un concetto complesso. Questa 'ruota' è costituita da sezioni. Ognuna rappresenta un **neurotrasmettitore**. Quando è ben costruita, è stabile e compatta, nulla risalterà troppo rispetto all'altra. Ma aggiungi, togli, o rimuovi una parte e la Ruota potrebbe cominciare a oscillare pericolosamente – e così anche il tuo stato mentale ed emotivo.

Devi ricordare che tutto è collegato, come un circuito delicato dove ogni filo deve funzionare. Solo trovando l'equilibrio giusto tra serotonina, norepinefrina, e dopamina puoi davvero percepire **benessere** e stabilità. Chiaramente, non si tratta solo di provare piacere o stare bene. Si tratta di mantenere quella sottile area di bilanciamento tra motivazione, concentrazione e umore che ti permette di vivere al meglio ogni giorno, senza cadere in abitudini dannose o sentirti sbilanciato.

Recettori della Dopamina e Sensibilità

Hai mai sentito parlare dei recettori della dopamina? Sono come piccoli **interruttori** nel tuo cervello. Quando arrivano segnali di dopamina, questi interruttori si attivano e trasmettono il messaggio ad altre cellule nervose, contribuendo a tutte quelle sensazioni di **piacere**, motivazione e felicità di cui si parla così spesso. Questi recettori sono fondamentali per il modo in cui il tuo cervello risponde alla dopamina; pensali come i guardiani che decidono quanto "intenso" sarà il tuo piacere o **motivazione** in risposta a diverse esperienze.

È interessante pensare che non tutti abbiano lo stesso numero di questi "interruttori". Il cervello di ognuno ha una differente densità di recettori. Un maggior numero di recettori può renderti super sensibile anche a piccole quantità di dopamina, mentre un numero minore potrebbe implicare che ci vuole molto più sforzo per far emergere quella tanto desiderata sensazione di gioia.

Ma non è solo una questione di quantità, c'è anche da considerare la "**sensibilità**" di questi recettori. Ci sono molte cose che influenzano la loro funzione. Ad esempio, la **genetica** gioca un ruolo importante: i tuoi geni possono determinare quanti recettori produci e quanto sono sensibili alla dopamina. Nel corso della tua vita, potresti accorgerti di alcune persone nella tua famiglia che sembrano sempre "felici"; potrebbe essere merito dei loro recettori sovra-efficienti!

Ma aspetta, c'è di più. Anche l'**ambiente** in cui vivi è un fattore chiave. Ad esempio, gli stress cronici o l'esposizione a certe sostanze possono "desensibilizzare" i tuoi recettori, rendendo difficile provare quel senso di euforia o motivazione. Hai mai notato come dopo un lungo periodo di stress continuo, le cose che solitamente ti portavano gioia non sembrano più così stimolanti? Ecco, forse anche i tuoi recettori si sono stancati di rimanere in allerta.

E adesso, immagina per un attimo se ci fosse un modo per resettare tutto questo, tornare ad uno stato in cui i tuoi recettori sono ospitali e pronti a ricevere con entusiasmo ogni dose di dopamina. Beh, può succedere. Si chiama "Protocollo di Reset dei Recettori della Dopamina".

Quindi, c'è un modo per migliorare la tua sensibilità alla dopamina? Certo che sì. La base sta proprio nel dare una "peregrinazione" di reset ai tuoi recettori. Per prima cosa, riduci o elimina per un periodo tutte quelle attività o sostanze che stimolano artificialmente la dopamina: cioccolato, sigarette, social media, o tutte quelle gratificazioni facili. Una specie di pulizia mentale.

Il passo seguente potrebbe essere di cambiare le tue abitudini giornaliere. Fare più **esercizio** fisico, poiché in alcuni studi si è dimostrato che può aiutare a sviluppare nuovi recettori o rendere più ricettivi quelli già esistenti. E ancora, prenditi del tempo per riposare. Dormire, sì... sembra banale, ma un sonno adeguato può dare ai tuoi recettori quello di cui hanno bisogno per tornare a funzionare correttamente.

Infine, alimentati in maniera giusta. Non andiamo nel dettaglio dei cibi che a lungo termine potrebbero fare al caso tuo, ma basta qualcosina come aumentare gli Omega-3 o evitare troppi carboidrati raffinati. Una dieta pulita influirà positivamente sulla sensibilità dei tuoi recettori.

Insomma, il "Protocollo di Reset dei Recettori della Dopamina" è possibile... e anche semplice. Devi allontanarti dagli stimoli dopaminergici intensi, fare esercizio e, per favore, dormire un po'. La tua **sensibilità** alla dopamina ti ringrazierà!

La Connessione tra Dopamina e Stress

Quando lo **stress** si accumula, il tuo corpo inizia a rilasciare cortisolo, un ormone che è come una sveglia per tutte le campanelle d'allarme nel tuo organismo. Ora, sebbene il cortisolo abbia un ruolo importante nel tenerti all'erta in situazioni di pericolo, il problema nasce quando questo meccanismo viene attivato troppo spesso o per lunghi periodi. Lo stress cronico può alterare il funzionamento della **dopamina**, un neurotrasmettitore che ti fa sentire felice e motivato.

Il cortisolo, in dosi elevate e continue, può influenzare il modo in cui i recettori della dopamina rispondono nel tuo cervello. In altre parole, il cortisolo interferisce direttamente con il messaggio "Sì, sono soddisfatto" che la dopamina dovrebbe inviare. Quindi, ciò che ne risulta è una sorta di "panne" del sistema che può lasciarti bloccato in uno stato di apatia o accensione costante, come se l'intero sistema fosse fuori sintonia.

Quindi, pensa un po'. Un'esposizione prolungata allo stress non solo aumenta la produzione di cortisolo, ma rende anche le tue cellule cerebrali meno sensibili alla dopamina. Di conseguenza, tutte quelle cose che una volta ti facevano piacere—che fosse una passeggiata, ascoltare la tua canzone preferita, o vincere una sfida—improvvisamente ti sembrano... insipide.

Ora, questa connessione tra cortisolo, stress, e dopamina può sembrare complicata, ma è abbastanza semplice una volta che ci pensi. È come quando una rete internet diventa troppo lenta perché tutti la stanno usando contemporaneamente; troppo cortisolo fa lo stesso al sistema della dopamina, intasando le connessioni e confondendo il segnale.

Disturbi nel Segnalamento della Dopamina

Andiamo un po' più a fondo su quello che succede quando lo stress cronico disturba il segnalamento della dopamina. Quell'esperienza di **gratificazione** che aumentava la tua motivazione? Beh, potrebbe non sembrarti più così notevole, il che a lungo andare mina le tue riserve di energia mentale. E il costante bombardamento chimico può far crollare il tuo umore come se fossi sulle montagne russe emotive. Diventi distaccato, indifferente o, peggio ancora, ansioso senza sapere veramente perché.

Questo continuo malinteso nei messaggi chimici tra cortisolo e dopamina può portare anche a situazioni più significative. Ti senti bene a letto, oppure ti senti in ansia senza motivo apparente. In certi casi, troppo cortisolo può arrivare a inibire la produzione stessa di dopamina, causandoti quel senso appiattito che è ben noto nelle fasi depressive.

Detto ciò, arriviamo alla parte importante: come puoi regolare questo equilibrio fragile tra stress e dopamina? Sembra complesso, ma esistono tecniche che possono aiutarti a riprendere il controllo.

La Tecnica di Regolazione Stress-Dopamina

Hai mai pensato che soltanto una camminata quotidiana o qualche respiro profondo possono contribuire a un miglior **funzionamento** del tuo cervello? Sembra troppo semplice, vero? Ma vedi, nel ritorno alle basi, si trova una forma di resistenza allo stress che puoi inserire molto più facilmente nella tua vita quotidiana.

Una delle tecniche raccomandate è quella di ridurre lo stress attraverso una pratica chiamata "Regolazione Stress-Dopamina."

Come iniziare? Con camminate giornaliere di almeno 20 minuti. Non si tratta di bruciare calorie, ma di dare al tuo cervello ossigeno attraverso un'attività leggera che allo stesso tempo riduce il cortisolo. Più bassa è la mente frenata dallo stress, più agevolmente la dopamina può fare il suo lavoro.

Ancora qualcos'altro? Respiri profondi. Respirare lentamente attiva la tua sensazione di calma e offre al tuo **complesso cerebrale** un'interruzione dal bombardamento cortisonico.

Perché funzionano effettivamente? Perché queste piccole, apparentemente banali azioni riducono velocemente i livelli di cortisolo, permettendo alla dopamina di segnalare autentiche sensazioni di **benessere**, ritornando a migliorarti la qualità della vita e a farti gestire lo stress meglio.

Provare per credere: forse non sembrano misure miracolose, ma in realtà abbracciano un ciclo sano per promuovere un cervello più **felice** e meno stressato.

In Conclusione

L'**argomento** trattato in questo capitolo è stato davvero affascinante perché mostra come il **cervello**, non solo reagisce, ma può anche cambiare per adattarsi alla regolazione della **dopamina**. Abbiamo approfondito la scienza e i processi chimici che modificano il modo in cui il tuo cervello funziona, come la **neuroplasticità** gioca un ruolo fondamentale e come gestire meglio il tuo stress per mantenere i livelli di dopamina in equilibrio. Ora, ricapitoliamo bene tutte le informazioni esposte qui.

In questo capitolo hai visto:

• Neuroplasticità e dopamina: il cervello può rimodellarsi per adattarsi a cambiamenti nei livelli di dopamina e permetterti di funzionare meglio.

• Attività per migliorare la regolazione della dopamina: certe azioni e comportamenti quotidiani possono supportare la salute complessiva del tuo cervello e aumentare l'efficienza della dopamina.

• Equilibrio tra **neurotrasmettitori**: lavorare per mantenere diversi neurotrasmettitori in equilibrio è essenziale per il tuo benessere mentale.

• **Recettori** di dopamina: piccoli fattori quotidiani, dentro e fuori di te, influenzano la sensibilità e il numero di recettori di dopamina sul lungo periodo.

• Connessione **stress**-dopamina: lo stress cronico può infragilire il sistema di regolazione della dopamina, ma esistono tecniche per alleviare lo stress e mantenere un equilibrio positivo.

Questo capitolo ti offre potenti **strumenti** per lavorare sulla tua mente e sul tuo benessere interiore. Metti in pratica quanto appreso: la scienza del tuo cervello può avere un impatto enorme sulla tua vita quotidiana e migliorare la tua capacità di affrontare sfide e opportunità. Dai, buttati!

Capitolo 6: Nutrizione per l'Equilibrio della Dopamina

Ti sei mai chiesto perché certe giornate **scorrono** lisce come l'olio, mentre altre ti lasciano in preda alla **noia** o senza energia? Quando ho iniziato a esplorare questo argomento, ho scoperto che quello che mettiamo nel **piatto** può davvero fare una grande differenza. Sì, parlo del **cibo** che scegli di mangiare e del modo in cui può influire sui tuoi livelli di **dopamina**.

In questo capitolo, ti guido attraverso una serie di suggerimenti **pratici** su come usare l'alimentazione per supportare al meglio l'equilibrio della tua dopamina. Tu puoi fare molto di più che semplicemente mangiare: puoi costruire con attenzione **abitudini** che magari non cambieranno il mondo, ma che di sicuro cambieranno le tue **giornate**.

Curioso di sapere come lo farai? Bene, direi che cominciamo preparando il palato... poi vedrai dove ti porterà questa avventura!

Cibi che aumentano naturalmente la dopamina

Vuoi dare una mano al tuo **cervello** a produrre più dopamina? Ottimo, perché ci sono un sacco di cibi che possono fare al caso tuo. In particolare, quelli ricchi di precursori della dopamina come la tirosina e la fenilalanina. Roba che, se la consumi a dovere, potrebbe dare un pizzico in più alla tua giornata. Senza troppi giri di parole, parliamo di cose semplici tipo uova, latticini, pollo e tacchino. Questi **alimenti** sono pieni di tirosina, che è uno degli amminoacidi che il tuo corpo usa per produrre dopamina.

Ma non dimenticarti delle proteine vegetali, visto che se preferisci mangiare meno carne puoi ugualmente dare una spinta al cervello. Fagioli, lenticchie e tofu sono carichi di fenilalanina, un altro precursore chiave, importante sia per la dopamina che per un sacco di altre funzioni del corpo. Mangiare questi cibi è come dare degli attrezzi nuovi e ben affilati alla tua mente per calmarsi, concentrarsi e farti sentire meglio.

Facciamo un salto interessante, no? Perché non basta solo sapere quali cibi includere nella tua dieta. Serve anche sapere come funzionano e come possono contribuire a farti sentire **motivato** e soddisfatto nella tua giornata. Certi nutrienti, tipo l'acido folico, la vitamina B6 e il magnesio, sono vere e proprie assicurazioni. Sono quei piccoli particolari che possono fare la differenza quando si tratta di stabilizzare la produzione e la funzione della dopamina nel cervello. Senza tutto questo, produrre dopamina diventa faticoso, come spingere una bici in salita.

Prendiamo ad esempio gli Omega-3. Quei grassi essenziali che si trovano in cibi come il pesce grasso, i semi di lino e le noci. Gli Omega-3 aiutano la dopamina a farsi "sentire" di più nel cervello. Ti aiutano a mantenere l'**equilibrio** per la tua mente. Riuscire a mantenere i livelli corretti di alcuni minerali come il ferro e il rame, insieme a quello che si prende dagli Omega-3, permette sostanzialmente al corpo di tenere sotto controllo la dopamina senza troppi squilibri. Dopotutto, un sistema che funziona bene non ha bisogno di "bypassare" nulla.

Abbiamo fatto tutto questo discorso sui cibi base e su nutrienti chiave. A questo punto, perché non fare un passo avanti e pensare a una Raccolta di Ricette che Potenziano la Dopamina? Voglio dire, hai già letto su quali cibi puntare per il tuo cervello e su quali **nutrienti** il tuo corpo abbisogna come il pane. Successivamente, bisognerebbe parlare di come mettere insieme dei pasti che siano appaganti sia per il palato che per il cervello!

Di sicuro avrai già fatto colazione con delle uova strapazzate e pancetta. Ma se ti dico che aggiungendo un avocado a quel mix ottieni un vero e proprio pasto per il cervello, ci credi? L'avocado, ricordiamolo, è carico di grassi sani, importanti per il cervello. Oppure puoi prepararti una bella insalata con spinaci freschi, noci e semi di lino, abbinata a del salmone fatto al forno. Una dose giusta di **proteine** e Omega-3 conclude perfettamente il quadro di una dieta che sostiene la produzione di dopamina.

E non dimentichiamo lo spuntino, vero? Una manciata di semi di zucca o un po' di cioccolato fondente al 70% sono lo stacco di metà pomeriggio "con gli interessi" per il tuo cervello. I semi di zucca sono ricchi di zinco, un minerale che contribuisce anch'esso alla produzione di dopamina. E il cioccolato fondente... Beh, si sa che porta buon umore ma pure quando il gusto è scuro e amaro come questo, c'è un bel po' di passione che passa per i circuiti della **felicità**.

Insomma, bilanciare la tua dieta con alimenti che aiutano la produzione di dopamina è davvero questione di scegliere con un pizzico di astuzia. Infine, fare tutto questo non significa sacrificare gusto e buon cibo. Anzi, significa solo arricchirsi di piatti che equilibrano la tua **alimentazione** e che sanno come premiare anche i tuoi sforzi mentali.

Integratori e il Loro Effetto sulla Dopamina

Quando si parla di **integratori** per supportare l'equilibrio della dopamina, ci sono alcune opzioni interessanti che possono avere un impatto positivo. Ma, come per tutte le cose, è importante capirne i meccanismi. Non ti preoccupare: non ti sommergerò di dettagli troppo tecnici. Partiamo da quelli più conosciuti e facilmente accessibili.

Uno dei principali è senz'altro la L-Tirosina. Questa aminoacidina (diminutivo di aminoacido, ma fa più carino, no?) è praticamente uno dei mattoncini essenziali per la **produzione** della dopamina nel cervello. Quando ne prendi un integratore, l'idea è che aumenti la disponibilità della materia prima che serve a produrre più dopamina. Ora, se questo funzioni sempre allo stesso modo per tutti è un altro paio di maniche, ma insomma, sembra essere ben tollerata da tante persone, e potrebbe darti una mano soprattutto nei momenti di **stress** o fatica mentale.

Passiamo alla seconda stella del panorama degli integratori per la dopamina: l'N-Acetilcisteina, nota anche come NAC. All'inizio sentendola nominare, forse penserai, "ma cos'è questa?" Nessun problema. In breve, si tratta di un composto che il tuo corpo usa per produrre antiossidanti importanti, che a loro volta proteggono le cellule nervose dai danni che possono sicuramente ostacolare il normale flusso della dopamina. Diversi studi suggeriscono che NAC potrebbe aiutarti in casi di dipendenze o compulsioni legate proprio a squilibri nei livelli di dopamina. Ecco. Una mossa forse un po' più sottile, ma altrettanto importante.

Ma non fermiamoci qui, c'è un attore ben noto nel campo dei nootropici che merita attenzione: la Rhodiola Rosea. Questa **radice** famosissima nella medicina tradizionale russa e scandinava è celebre per le sue proprietà adattogene. In parole povere, ti dà una mano a gestire lo stress, riducendo la sensazione di fatica e, in qualche modo, tenendo alti gli umori. La dopamina? Sì, anche qui c'è un effetto, perché elevate dosi di stress compromettono la dopamina disponibile nel cervello. Ecco perché questo integratore è spesso usato da quelli che, tra ufficio e vita quotidiana, si sentono sempre al limite.

Ora, è ovvio che ci sono anche **benefici**, no? Voglio dire, chi non vorrebbe un aiutino dal mondo naturale per sentirsi più motivato, produttivo, e perché no, anche più sereno? Beh, certo che sarebbe bello se fosse tutto così semplice. Ma come tutto nella vita, ci sono anche dei rischi, soprattutto se ti fidi ciecamente del primo "guru" di turno. Prendere cose come la L-Tirosina o la NAC da solo senza conoscerne veramente le dosi potrebbe metterti nei guai. Specialmente se prendi già farmaci o hai condizioni particolari. E beh, non sarebbe granché, devo dirtelo.

Da qui, bisogna conoscere i propri limiti e specialmente evitare l'eccesso. O tuttalpiù parlarne col tuo dottore per non fare sciocchezze. Ti prometto: potenziali benefici ci sono - **energia** mentale, migliore stato d'animo, resistenza allo stress - ma ci vuole calma e ponderazione.

Ti senti un po' sopraffatto? Non preoccuparti; i veri benefici saltano fuori quando costruisci il tuo "stack", ovvero un mix studiato per aiutarti allo scopo, senza strafare o farti male. Immagina uno "Stack di Integratori per il Supporto della Dopamina" così:

• **Mattina**: 500 mg di L-Tirosina prima o durante la colazione

• Pranzo: 100-200 mg di Rhodiola Rosea per restare energico ma senza far esplodere il cervello

• Sera: 600 mg di NAC per il tuo "reboot" serale che ti calma dopo una giornata intensa.

Quindi, alla fine dei conti, se la prendi giusta e con controlli, potresti trovare i tuoi umori e la tua **motivazione** in una situazione migliore di prima - magari non sarai Superman, ma sicuramente noterai belle differenze, giorno dopo giorno.

Insomma, una piccola attenzione qui e lì, ed ecco questa soluzione che regala un ottimo sostegno al tuo benessere a lungo termine - sempre con un occhio alla sicurezza e alle dosi consigliate.

L'Importanza dell'Idratazione nella Produzione di Dopamina

Sai già che bere abbastanza acqua è **essenziale** per la salute. Ma sapevi che una corretta idratazione ha un impatto diretto sulla produzione di neurotrasmettitori, come la **dopamina**? Ebbene sì, il nostro cervello ha bisogno di un equilibrio di liquidi per funzionare correttamente, e quando sei idratato a dovere, anche la produzione di dopamina ne trae vantaggio. Ma come entra in gioco l'idratazione qui?

I neurotrasmettitori come la dopamina svolgono un ruolo chiave nella regolazione del tuo umore e della tua capacità di provare piacere. Ma senza una giusta base di acqua nel tuo sistema, i neuroni fanno fatica a comunicare tra di loro. Immagina un motore che funziona senza olio – potrebbe andare all'inizio, ma presto incontrerà problemi. Allo stesso modo, quando sei disidratato, la **sintesi** e il rilascio della dopamina possono rallentare, e il tuo cervello non riesce a operare al massimo.

Da qui, il collegamento alla **motivazione**. Ti sorprende se ti ritrovi a trascinarti durante la giornata quando sei disidratato? Assolutamente no! Un basso livello di dopamina, dovuto anche a una scarsa idratazione, significa proprio che ti manca quella spinta, quel puntello psicologico che ti fa voler agire. Tuttavia, questa disconnessione tra cervello e corpo non finisce con la motivazione – ci va di mezzo anche l'**umore**.

Quando si parla di umore e disidratazione, è difficile non notare i cambiamenti. Forse non ci avevi pensato, ma l'acqua influisce davvero su come ti senti. Se sperimenti giornate in cui tutto sembra più difficile e senti la pesantezza mentale, potrebbe c'entrare la tua idratazione. Creare dopamina richiede più che solo ingredienti giusti – serve anche l'àmbito giusto, e l'idratazione assicura proprio questo. Un cervello ben idratato è come un campo fertile – pronto e capace di supportare una buona raccolta, in questo caso di dopamina.

È chiaro che l'idratazione gioca un ruolo **cruciale** in tutte queste faccende, ma come puoi assicurarti di mantenere quei livelli d'acqua ottimali ogni giorno? Per fortuna esistono strategie che non solo ti aiutano a rimanere idratato, ma che supportano proprio la produzione di dopamina.

Una "Strategia di Idratazione Ottimale" prevede alcune semplici pratiche quotidiane. Prima cosa, inizia sempre la tua giornata con un bel bicchiere d'acqua – aprire la giornata supportando i tuoi neurotrasmettitori è una mossa vincente. Potresti anche aggiungere una fetta di limone, che non solo aiuta nella digestione ma rende l'acqua anche un po' più interessante da bere. Anche tra i pasti, insegui l'idratazione. Evita quanto più possibile le bevande zuccherate, perché non solo non ti idratano davvero, ma possono peggiorare il tuo rapporto col cibo. Piuttosto, opta per tè non zuccherato o infusi a base di frutta.

Un'ultima, ma importante raccomandazione di questa strategia, è bilanciare l'acqua con fonti ricche di liquidi nella dieta. Frutta fresca come l'ananas o il cocomero può davvero fare la differenza. Anche la nostra amata insalata è ricca di liquidi, quindi è una buona occasione per idratarsi mentre mangi qualcosa di fresco. Fai attenzione però: un aspetto di cui spesso si parla poco è il rapporto tra liquidi e **minerali** – assumerne troppi o troppo pochi può creare scompensi.

Quindi, non basta avere solo la bottiglia d'acqua a portata di mano, serve anche pensarci attivamente. Come hai visto, quando bevi il giusto, il tuo cervello e le tue sensazioni lavorano di concerto, più **fluidamente**!

Tempistica dei pasti e livelli di dopamina

Sai, a volte non pensiamo a quanto la **tempistica** dei nostri pasti possa fare la differenza nel modo in cui ci sentiamo. Potrebbe sembrare strano, ma ciò che mangi e quando lo fai può influire sui tuoi livelli di **dopamina**, quel famoso "ormone del piacere" che guida la tua motivazione e il tuo umore.

Fermati un attimo a pensarci: hai mai notato come saltare un pasto ti lasci senza **energia** e ti renda irritabile? O magari hai fatto l'esperienza di abbuffarti a tarda notte solo per svegliarti il giorno dopo con una leggera foschia mentale. Beh, niente di tutto ciò è casuale—c'è sempre di mezzo quell'equilibrio fragile e delicato della dopamina.

Ma torniamo alla tempistica. I tuoi pasti costanti? Beh, possono aiutare la dopamina a rilasciarsi in maniera più equilibrata, evitando grossi picchi seguiti da cali a picco. Immaginali come una serie di onde morbide che ti portano in modo fluente tra energia e calma, evitando i grovigli improvvisi e difficili da gestire. Mangiare in orari regolari offre al tuo cervello la costanza di cui ha bisogno per mantenere una produzione di dopamina stabile. Come dire, sei tu al comando della tua orchestra interiore, gestisci i tempi di quella sinfonia chimica senza stonature, ecco.

Ma c'è anche un altro lato della medaglia. Fare pasti costanti è utile, certo. Ma che succede se decidi di prendere un'altra strada ed esplorare i vantaggi del **digiuno** intermittente? Sorprendentemente, fare spazio tra un pasto e l'altro potrebbe far piacere alla dopamina. Assurdo, vero?

Il digiuno intermittente è nato un po' come moda alimentare, ma ha mostrato effetti sui circuiti neurali. Prendersi delle "pause" dal mangiare consente al cervello di entrare in una sorta di reset, migliorando la sensibilità alla dopamina. E più sei sensibile ai suoi effetti, meno stressante diventa ottenere soddisfazione da piccoli piaceri—come una passeggiata nel parco o il gusto di una buona tazza di tè. Molto simile a riprendere ad apprezzare le piccole cose, no? Perché, quando il tuo sistema viene sensibilizzato, la sovrastimolazione eccessiva che logora i ricettori della dopamina diminuisce, e l'equilibrio si ripristina più facilmente.

Quindi, potresti aver appena scoperto l'arte nascosta del bilanciare i tuoi livelli di dopamina attraverso una semplice **pianificazione** alimentare—basta fare la scelta giusta sui tempi e su eventuali momenti di astinenza calcolata.

Per aiutarti a prendere confidenza con tutto questo, ti propongo il "Piano dei Pasti Ottimizzato per la Dopamina." È pensato per semplificare il processo di pianificazione dei tuoi pasti, cercando di mantenere l'equilibrio della dopamina come il fulcro assoluto. Cominciando la giornata con una **colazione** leggera, ma ricca di nutrimento, potresti continuare con uno spuntino equilibrato a metà mattinata, per evitare picchi o crolli dell'umore. A **pranzo**, cibo variato e soddisfacente per il palato. Poi lasciati tentare da un caffè post-pranzo o un frutto come spuntino pomeridiano, con cena ricca di proteine che concluda la giornata in modo armonioso. E, se possibile, incorpora il digiuno intermittente con una semplice "finestra alimentare" di 8 ore... magari permetti al tuo corpo di rinvigorirsi mentre lasci spazio ai neuroni di respirare.

Conclusione: non sembra troppo complicato. Basta scegliere i tempi giusti e includere la giusta quantità di pausa. Non sembra molto, ma può cambiare moltissimo nella tua vita, specialmente nella gestione del **benessere** mentale e motivazionale. Ma la combo giusta è la chiave.

Esercizio Pratico: Progettare un Piano Alimentare Amico della Dopamina

Inizia pensando a cosa **mangi** abitualmente ogni giorno. Sii onesto con te stesso: stai scegliendo alimenti che ti fanno davvero sentire bene, o cerchi sempre la convenienza? Forse tendi a optare per snack zuccherati quando sei di corsa o ti lasci tentare da qualcosa di fritto perché è l'opzione più semplice? In questa fase, è importante prendere nota dei tuoi modelli alimentari. Ti sorprenderebbe quanto le piccole scelte quotidiane possano influire sulla capacità del tuo cervello di produrre **dopamina** in modo ottimale. Ci sono cose da migliorare, o forse già adotti alcune buone abitudini che non hai mai notato prima? Problemi come la mancanza di cibi freschi o la dipendenza eccessiva dai carboidrati raffinati potrebbero essere l'area su cui lavorare.

Una volta identificato ciò che potrebbe mancare nella tua **alimentazione** attuale, il passo successivo è fare una lista di cibi che aiutano a sostenere i livelli di dopamina. Non è complicato, devi solo conoscere le basi. Alimenti come banane, avocado, uova, pesce ricco d'omega 3, noci e semi sono ottimi. Le **proteine** sono particolarmente importanti qui: la dopamina è prodotta da aminoacidi come la tirosina, che trovi in una varietà di fonti proteiche. E non dimenticare i cibi colorati: frutta e verdura ricchi di vitamine e antiossidanti possono aiutare a proteggere le cellule cerebrali, coadiuvando un processo sano di produzione della dopamina. Una lista ben fatta ti offre molte opzioni sia gustose che utili per migliorare il tuo benessere.

Ovviamente non basta solo sapere cosa mangiare. La prossima parte è **pianificare** una settimana completa di pasti. Non devi essere uno chef stellato o passare ore in cucina: teniamola semplice e pratica. Inserisci almeno un alimento "dopaminico" in ogni pasto. Colazione? Puoi fare un frullato con banane e noci. Pranzo?

73

Un'insalata con avocado e semi di chia come topping. Cena? Un delizioso piatto a base di pesce con verdure fresche di stagione. Il punto è creare un equilibrio tra gusto e nutrizione. Prepara un menu che puoi davvero seguire, assicurandoti che ogni pasto mantenga la varietà e ti offra sempre qualcosa di cui essere entusiasta.

Ma non è solo il cibo a fare la differenza. Considera anche gli **orari** dei pasti. Per alcuni, seguire un regime di digiuno intermittente può effettivamente aiutare ad ottimizzare la produzione di dopamina, regalando non solo più energia, ma anche una sensazione chiara di benessere e lucidità mentale. Tuttavia, ogni corpo è diverso: alcuni potrebbero trovare utile seguire una finestra alimentare più breve, mentre altri potrebbero reagire meglio mangiando pasti più piccoli a intervalli regolari. Sperimenta e trova quello che funziona meglio per te.

Implementare il piano è la parte cruciale. Inizia con il menu che hai creato, prendi nota di come ti senti e di eventuali cambiamenti nell'umore o nelle energie. Hai più **motivazione** durante la giornata? Più chiarezza mentale? Tieni un diario per segnarti i progressi, ma anche per aggiustare ciò che non funziona come speravi. Le sensazioni che provi sono un feedback importante per imparare ad ascoltare meglio il tuo corpo e le sue necessità.

Dopo una settimana, è normale rivedere la lista dei tuoi pasti. Potresti notare che alcune scelte funzionano perfettamente mentre altre richiedono modifiche. Sentiti libero di esplorare nuove combinazioni e cibi che hai tralasciato precedentemente. Un'altra cosa buona è incorporare gradualmente nuovi schemi alimentari o una gamma più ampia di cibi. Con questo **adattamento**, il tuo piano alimentare diventerà sempre più personalizzato per il tuo benessere e sosterrà livelli stabili e sani di dopamina.

In conclusione

Questo capitolo ha spiegato come l'**alimentazione** può influenzare i tuoi livelli di **dopamina**, uno dei principali neurotrasmettitori legati all'umore, alla **motivazione** e al benessere generale. Attraverso una dieta mirata, puoi sostenere e ottimizzare la produzione di dopamina nel cervello, migliorando in modo significativo la qualità della tua vita. Applicare questi concetti può sembrarti una piccola azione, ma fare scelte alimentari consapevoli ha un grande impatto sul tuo stato d'animo e sulla tua **salute mentale**.

In questo capitolo hai scoperto:

• Che ci sono cibi ricchi di precursori della dopamina, come la tirosina, importanti per favorirne la produzione.

• Che **nutrienti** specifici, come le vitamine B e gli omega-3, sostengono il funzionamento della dopamina nel cervello.

• Che puoi integrare questi alimenti in una dieta bilanciata per potenziare il **metabolismo** della dopamina.

• Che l'**idratazione** e il tempismo dei pasti influenzano anche i tuoi livelli di dopamina.

• Che, se appropriati, alcuni integratori possono aiutarti in modo efficace, ma conoscerne i potenziali rischi è cruciale.

Applicando quanto hai appreso, puoi trasformare la tua alimentazione in uno strumento potente per vivere con più **energia** e motivazione. Mantieni viva la curiosità e la voglia di migliorare, e vedrai risultati sorprendenti!

Capitolo 7: Attività Fisica e Dopamina

Ti sei mai **chiesto** come il semplice movimento del nostro corpo possa influenzare radicalmente il nostro **umore**? Eh sì... Sembra una questione banale, ma è più sorprendente di quanto pensi. Personalmente, non ho mai immaginato che alla mia ricerca della **felicità** mancasse solo un po' di sudore in più... In questo capitolo scopriremo insieme quanto **potenziale** sia nascosto nelle piccole azioni quotidiane. Mi piace pensare che, con qualche intuizione su durata e **intensità**, il semplice andare a correre possa diventare una finestra verso un mondo più sereno. Non ti servirà avere gli schemi perfetti o essere un super **atleta**... Ti basterà iniziare da dove sei. Sei pronto per un cambio di **prospettive** (e magari anche un po' di sudore)? Non ti prometto miracoli, ma ti garantisco prezzi pazzeschi sul **buonumore**—qui in questo capitolo proverò a darti quella spinta.

L'esercizio fisico come potenziatore naturale della dopamina

Hai mai sentito quella spinta di **euforia** che arriva dopo una bella corsa o un'intensa lezione di yoga? Non è solo il senso di soddisfazione che provi per esserti impegnato. È la **dopamina** che sta svolgendo il suo ruolo. L'attività fisica non è solo una soluzione per mantenersi in forma, ma è uno dei modi più efficaci e naturali per stimolare il rilascio di dopamina nel cervello. Ogni volta che ti muovi, che sollevi pesi o che fai una passeggiata veloce, il tuo cervello comincia a pompare dopamina, quel piccolo messaggero chimico che ti fa sentire bene. Ma non si ferma qui.

Quando sudi praticando un'attività fisica regolare, inizi anche a migliorare la sensibilità dei tuoi recettori di dopamina. Questo vuol dire che, man mano che continui ad allenarti, il tuo cervello diventa sempre più efficiente nell'utilizzare la dopamina rilasciata. È come se i tuoi recettori diventassero più "allenati" ad accogliere questa molecola. In poche parole, non solo rilasci più dopamina quando fai **esercizio** fisico, ma il tuo cervello impara a usarla meglio. È un circolo virtuoso: più ti muovi, meglio ti senti. Più senti quei benefici, più sei motivato a continuare.

Ma aspetta, parliamo degli effetti a breve e lungo termine di tutto questo sulla tua mente e sul tuo **umore**. Subito dopo un po' di attività fisica, senti che l'umore migliora quasi immediatamente, vero? È quel bagliore post-allenamento che ti rende più felice, più energico, e, diciamolo, semplicemente più rilassato. La dopamina rilasciata durante l'attività fisica agisce praticamente come se fosse una ricompensa naturale, rinforzando positivamente il comportamento di allenarsi e migliorando il tuo stato mentale.

Nel lungo periodo, però, gli effetti diventano ancora più interessanti. Oltre a migliorare regolarmente i livelli di dopamina e mantenere il tuo cervello reattivo, l'esercizio fisico può modificare in modo sostenibile la resilienza del tuo umore. Impegnarsi costantemente in un programma di esercizi aiuta a regolare l'umore, riduce sintomi di ansia, stress, e perfino **depressione**. È scientificamente dimostrato che l'attività fisica stimola anche la produzione di BDNF (Brain-Derived Neurotrophic Factor), una proteina che protegge le cellule nervose e promuove una maggiore funzione sinaptica. Quindi non solo ti aiuti a rilasciare più dopamina, ma migliori anche la struttura e la funzione del tuo cervello. Fantastico, no?

Ora, come puoi strutturare un "allenamento che migliora la dopamina" nella tua vita di tutti i giorni? Non devi per forza diventare un atleta di professione. Prendi un approccio equilibrato, che si adatta alle tue esigenze e al tuo livello di attitudine. Cerca di iniziare con sessioni da 30 minuti per 5 giorni alla settimana. Una combinazione ideale potrebbe includere esercizi **cardio** come la corsa o pedalare in bici. Aggiungi qualche sessione di allenamento con pesi e non trascurare lo stretching o attività di flessibilità come yoga o Pilates.

Tra i vantaggi di alternare tipi diversi di esercizio c'è anche la stimolazione di diversi meccanismi dopaminergici. Il cardio, ad esempio, aumenta il rilascio acuto di dopamina mentre l'**allenamento** con i pesi può potenziarne la soglia e la sensibilità a un livello più protratto. Con questo mix riesci a tirare fuori il massimo dal nostro amico **neurotrasmettitore**. Senza sforzo eccessivo ma con risultati solidi... Quindi, fai un respiro profondo. Prova a seguire questo piano e lascia che la dopamina faccia il proprio dovere. Te lo assicuro, vedrai la differenza.

L'Effetto di Vari Tipi di Esercizio

Quando pensi ai **benefici** dell'esercizio fisico, probabilmente ti viene in mente il lato fisico: il cuore che pompa, i muscoli che si rafforzano, la resistenza che aumenta. Ma c'è un altro aspetto, meno visibile ma altrettanto importante: l'effetto dell'esercizio sulla **dopamina**. La verità è che non tutti gli esercizi sono uguali in termini di aumento dopaminico. Alcuni stimolano questo neurotrasmettitore più di altri—ed è qui che la cosa diventa interessante. Prendiamo ad esempio il confronto tra l'attività aerobica e quella di resistenza.

Cominciamo con l'aerobica. Se fai jogging o vai in bicicletta regolarmente, sai cosa significa finire l'**allenamento** con un sorriso sul volto, anche quando all'inizio era dura mettersi in moto.

L'esercizio aerobico ha il potere di innalzare i livelli di dopamina nel cervello, provocando quella sensazione di benessere che molti conoscono come "lo sballo del corridore". Questo accade perché l'aerobica tende a coinvolgere il corpo intero e a mantenere un ritmo costante, aumentando gradualmente la produzione di dopamina durante l'allenamento. Ecco il segreto: è una sorta di effetto cumulativo, come costruire un castello di sabbia—a piccoli passi, ma alla fine fa una gran differenza. Se continui a farlo, incoraggerai il tuo cervello a rilasciare ancora più dopamina nelle settimane successive.

Passando all'allenamento di **resistenza**—come il sollevamento pesi o l'uso di elastici—qui la storia cambia un po'. A differenza dell'aerobica, che distribuisce gli effetti su corpo e mente per tutta la durata dell'esercizio, l'attività di resistenza tende a provocare picchi piuttosto brevi di dopamina. Non per questo è meno importante. Concentrandosi su movimenti singoli e specifici, questo tipo di allenamento tocca spesso livelli di intensità superiore, facendo lavorare le muscolature individuali in profondità e, in misura meno diretta, il cervello a contrastare la "fatica mentale". Questo genera una sensazione bilanciata di conquista alla fine di ogni serie. Anche solo una piccola sfida quotidiana di resistenza rafforzerà il tuo senso di **motivazione**—quella sensazione gratificante di superare i tuoi limiti.

Ma non fermiamoci qui. Perché, come dico spesso tra amici, chi si ferma è perduto. Un incremento veramente significativo riguarda l'interazione con attività fisiche nuove e stimolanti. Siamo tutti creature abitudinarie, ma non importa! La freschezza dell'ignoto può offrire una spinta alla dopamina che si vede in poche altre circostanze. Sollevare una kettlebell, partecipare a una sessione tarzanica di percorso ad ostacoli o uscire per una corsetta col cane in un nuovo parco stimola il tuo cervello a rilasciare più dopamina non solo per la sfida fisica, ma per la **novità** stessa. Anche il tuo sistema nervoso può "divertirsi"—è affamato di sorprese e di quelle piccole vittorie quotidiane impreviste. E sì, basterebbe anche una camminata esplorativa in un quartiere sconosciuto o una certosina sessione di yoga della domenica.

Quindi come fare per massimizzare l'effetto di tutti questi allenamenti? Ti presento la "Matrice di Varietà di Esercizi". L'idea è di ruotare, di fare un mix di attività nel tuo programma settimanale. Un po' di marcia sulle scale, uno stacco con esercizi di resistenza, e un paio di attività ignote che siano nuove in ogni angolo. L'obiettivo? Non farti annoiare, tutto qui. Mantenere te e la tua dopamina interessati, sorprendendo il corpo e stimolando il cervello a produrre ciò che serve per mantenerti motivato ed equilibrato.

La matrice base potrebbe apparire così:

- Lunedì: Aerobica (come una corsa o ciclismo)
- Mercoledì: Resistenza (una bella sessione col peso corpo o lattine del supermercato)
- Venerdì: Un'attività nuova o stimolante (dal kickboxing a tentare una arrampicata)
- Sabato o Domenica: Mantieni facile—yoga leggero o una lunga passeggiata in un luogo fuori mano

In altre parole? Mantieniti **attivo**, ma non dimenticare d'infondere **varietà** nel tuo esercizio. Giocando con queste variabili, il tuo corpo risponderà con un equilibrio ottimale di dopamina che non solo ti sosterrà giorno per giorno, ma imposterà il terreno per continui miglioramenti, tenendo lontane quelle fredde giornate di apatia.

Durata e Intensità Ottimali per il Rilascio di Dopamina

Quando si parla di dopamina e di **esercizio** fisico, la domanda che spesso ti poni è: quanto tempo devi allenarti e a che intensità per massimizzare questi benefici? È un tema importante perché l'attività fisica non è soltanto una questione di quanto alleni i muscoli, ma anche di quanto riesci a mantenere l'equilibrio chimico nel cervello.

Partiamo dalla **durata**. Quanti minuti dovresti dedicare all'attività fisica per ottenere effetti positivi sulla dopamina? Non c'è un solo numero magico che vale per tutti, ma per la maggior parte delle persone, 30-45 minuti di esercizio praticamente ogni giorno smuovono davvero le acque. Durante queste sessioni moderate o lunghe, il cervello ha tempo di rilasciare gradualmente la dopamina - quella che chiamiamo "la molecola della ricompensa" - portandoti una sensazione di **benessere**, ma non troppo alta o troppo subito da farti sentire nervoso o esaurito.

Un cambiamento costante, potrebbe sembrare una brutta battuta, ma la **continuità** e la successiva abitudine mettono carburante al camino. Quindi non solo conta quanto ti alleni, ma anche la qualità e regolarità dei tuoi esercizi. Non dovrebbe essere troppo breve, di sicuro, ma nemmeno infinito. Se ti alleni per 10-15 minuti e basta, la dopamina manco se ne accorge. Se ti spingi per ore e ore, stressi troppo l'organismo e il corpo inizia a produrre cortisolo, l'ormone dello stress, e l'equilibrio di dopamina viene bloccato prima che possa fare i suoi magici effetti.

Ma attenzione, non basta solo la durata. Anche l'**intensità** è un pezzo importante del puzzle. Non serve impiccarsi a sessioni massacranti per far funzionare bene la dopamina. Anzi, il lavoro moderato funziona meglio. Corsa leggera, nuoto, bicicletta, passeggiata veloce... oscilla sempre un po' fra il 60-75% del tuo sforzo massimo. È come un dolce ritmo: fai star bene il cuore, bruci grasso e allo stesso tempo aumenta il comfort e una dose quasi inesauribile della buona dopamina.

Adesso, quasi alla pari con durata e intensità, introduciamo il concetto forse un po' meno noto: "l'**ormesi**" – suona intrigante, no? Calma, niente panico scientifico! Questo non è altro che un processo naturale attivato dall'esercizio fisico. Gli scienziati si riferiscono a una "dose deliberata" di stress a livello gestibile per provocare un effetto favorevole. Incrociare la tua zona di comfort fa crescere la tua forza, permette al corpo di autoregolarsi e, per concludere, rilascia lentamente, ma in maniera duratura la dolce energia della dopamina.

L'ormesi è quella piacevole sensazione scoppiettante che riesci a raccogliere quando le prime gocce di sudore contraggono il benessere muscolare. Minaccia sempre di più le casuali uscite a lunga distanza – insomma, escono peggiori senza sapore specifico e il corpo non dovrebbe mai eccellere sopra detta soglia!

Per concludere, ricorda che l'allenamento per aumentare la dopamina richiede **obiettivi** stabili e realistici. Chiediti quanto tempo puoi dedicare, quante serie ripetere, e come correggere i livelli di intensità. Tieni traccia dei tuoi progressi e stimola la costanza. Se noti un crescente piacere nell'attività fisica, sappi che stai sulla strada giusta per ottimizzare il rilascio di dopamina!

Incorporare il movimento nella vita quotidiana

Ok, lo ammetto: quando sentiamo parlare di "attività fisica", immaginiamo subito palestre affollate, sedute intense di cardio o affrontare una dura lezione di yoga. Ma il **movimento** non dev'essere sempre qualcosa di così formale o strutturato. Esistono mille modi per incorporare, magari anche inconsapevolmente, piccoli momenti di movimento nella tua giornata e... la migliore scoperta? Questi mini-movimenti possono davvero fare molto per tenere su i livelli di **dopamina**. Magari conoscevi il concetto di NEAT – le attività fisiche non legate all'esercizio – ma, se vogliamo essere sinceri, è solo un modo elegante per dire "fai delle piccole cose in più per muoverti un po' di più ogni giorno." È più facile di quanto pensi.

Dunque, inizierei con alcune idee pratiche per aiutarti a aumentare il tuo NEAT, senza stravolgere la tua **routine**. Parti con semplici cambiamenti come prendere le scale invece dell'ascensore. Sì, è un classico consiglio, ma funziona! Oppure, se sei al lavoro, prova a bere un bicchier d'acqua ogni ora... Sprecare quei 3 minuti andando fino alla cucina ti sottrae da quella bella sedia – e sai bene che quel bicchier d'acqua te lo dovevi prendere comunque. Considera anche di fare quegli esercizi invisibili (tipo contrarre i muscoli mentre rispondi a qualche mail). La scusa "non ho tempo"... beh, andrà a sciogliersi, garantito.

Passiamo ora al punto dei tanto trascurati – ma straordinariamente benefici – momenti di **pausa**. Lo sapevi che brevi movimenti ogni tanto possono aiutare a mantenere stabili i livelli di dopamina? Funziona un po' come... ricaricare una batteria. Ogni volta che fai una mini-pausa – anche solo cinque minuti per fare un giro intorno all'ufficio o al quartiere – il tuo cervello ti fa un piccolo regalo di dopamina. Quindi, invece di aspettare di essere troppo stanco o stressato per prendere una lunga pausa, concediti frequenti 'micropause'. Ti aiuta a rimanere più centrato e felice più a lungo. Credimi, è un trucchetto che non ti farà crollare il rendimento al lavoro, anzi. E ti farà sentire come se stessi scalando il classico convento sabbatico senza staccare dal contesto.

Finalmente, e per aiutarti concretamente con tutto questo, ecco il "Piano di **Micro-Movimento** per la Dopamina". È un piccolo presentino da me a te. Pensa a un elenco di momenti in miniatura di movimento che puoi inserire qua e là nella tua routine quotidiana senza causare troppo disordine nel tuo già caotico mondo. Robetta leggera come fare **stretching** mentre sei al telefono, fare una passeggiata in più con il cane (se ne hai uno – o magari improvvisa qualche intra-passeggiata per finta se vivi all'undicesimo piano), fare **squats**... tipo dieci molto soft mentre aspetti l'acqua che bolle. Questo non solo ti manterrà attivo e fresco per tutto il giorno, ma, come woof, quei livelli di dopamina ti ringrazieranno. Non dimenticare quella sensazione di quando finalmente hai fatto 'qualcosa' – ecco! Grazie al "Piano di Micro-Movimento per la

Dopamina", sarà facile ottenere 'irraggiungibili' sentimenti di successo in piccolissime dosi.

Esercizio Pratico: Creare un Piano di Allenamento che Aumenta la Dopamina

Creare un piano di **allenamento** perfetto inizia con una semplice domanda: dove ti trovi in questo momento? No, non parlo di una posizione geografica, ma del tuo livello di **fitness** e delle tue preferenze di esercizio. Sì perché, se da una parte è facile definire obiettivi ambiziosi, è altrettanto essenziale essere realistici. Allenarsi non deve essere una fatica o, peggio, una fonte di stress. Insomma, è necessario adattare gli esercizi al tuo attuale stato fisico e mentale. Se sei una persona che ama controllare ogni aspetto della propria vita, oppure preferisci uno stile più rilassato, la domanda chiave è: quale tipo di **movimento** si adatta meglio a te nel lungo periodo?

Ora, parliamo di passioni. Cosa ti piace davvero fare? Magari non ti vedi mentre sollevi pesi in palestra, ma andare a correre al mattino presto ti dà una sensazione di libertà impagabile. Oggi più che mai, esiste una varietà infinita di attività che possono farti alzare dal divano. Puoi scegliere in base ai tuoi interessi e ai tuoi obiettivi personali. Quindi, perché non mixare un po'? Alla fine, questo mix di attività lo fai per te. Potresti avere una giornata di **jogging** nel parco, seguita da una lezione di yoga per distendere il corpo e la mente o persino prendere una bici e pedalare nel verde. Il punto è trovare cose che ti piacciono davvero, non cose che "dovresti" fare.

Ma quando fare esercizio? Ah, questa è un'altra questione importante, visto che parliamo del rilascio di **dopamina**. Muoversi al mattino, magari quando il sole è da poco sorto, può innescare una sensazione di benessere che ti accompagna per tutto il giorno.

Preferisci dormire fino a tardi? Non disperare. Anche nel tardo pomeriggio, l'esercizio fisico può fungere da ottimo "reset" dopo una lunga giornata di lavoro. La sera, invece, potrebbe non essere ottimale, perché rischi di influenzare la qualità del sonno. Ma ognuno ha il suo ritmo – e vale la pena di provarli un po' tutti per trovare quello che funziona meglio per te.

Ora, passiamo a ciò che dovrebbe comporre la tua settimana di allenamento. È qui che entra in gioco il mix ben bilanciato tra attività aerobiche per il sistema cardiocircolatorio, esercizi di resistenza per rafforzare i muscoli, e qualche sfida fisica nuova qua e là. Non hai mai provato a impugnare dei pesi o a seguire una sessione di **HIIT**? Potrebbero esserci sorprese piacevoli appena dietro l'angolo. Non si tratta solo di trovare un equilibrio, ma anche di mantenere alta la motivazione evitando troppa monotonia.

Le giornate statiche possono essere ricaricate aggiungendo brevi pause di movimento. Sì, anche al lavoro o a casa, prenderti piccoli momenti di movimento può ridare vitalità al corpo e almeno togliere lo stress accumulato.

Infine, dovresti monitorare come l'**umore**, l'energia e la **motivazione** cambiano con questo nuovo piano. Un diario o una semplice app può raccogliere questi dati preziosi e aiutarti a capire come l'attività fisica sta effettivamente migliorando la tua vita.

Adattare sempre il piano a come rispondono mente e corpo è cruciale. Ma niente di drastico! Aumenta gradualmente la difficoltà e, se qualche dettaglio non fila liscio, modifica semplicemente il percorso per disegnare un piano adeguato alle tue necessità attuali. Così la continuità e i miglioramenti non diventeranno mai uno sforzo arduo da sostenere ma ti permetteranno di valorizzare e apprezzare i risultati... hai capito l'importanza di portare avanti l'esercizio anche nei giorni duri.

In Conclusione

In questo capitolo hai imparato come l'**attività fisica** sia un potente alleato per migliorare il senso di **benessere**, grazie al rilascio naturale di **dopamina**. Abbiamo esplorato diverse modalità di **esercizio** e come esse possano influire in modo diverso sulla dopamina e sull'**umore**. Abbiamo anche esaminato l'importanza della durata e dell'intensità dell'**allenamento** e discusso di modi pratici per incorporare più **movimento** nella tua vita quotidiana.

In questo capitolo hai visto l'importanza dell'esercizio fisico per incrementare i livelli di dopamina, come attività diverse influiscano in modo diverso sulla produzione di dopamina, la rilevanza di alternare diverse tipologie di allenamento per massimizzare i benefici, che tattiche semplici per integrare il movimento nelle attività quotidiane possono fare una grande differenza, e come poter pianificare un **programma** di allenamento adatto alle tue esigenze per stimolare l'umore attraverso la dopamina.

Può sembrare difficile iniziare o trovare il giusto tipo di esercizio adatto a te, ma adesso hai le informazioni necessarie per farlo. Metti subito in pratica ciò che hai letto e sperimenterai presto i benefici che il movimento può avere sul tuo benessere. Dai, forza, alzati da quella sedia e comincia a muoverti! Il tuo corpo e la tua mente ti ringrazieranno.

Capitolo 8: Sonno e Regolazione della Dopamina

Ti sei mai chiesto perché una bella **dormita** ti fa sentire di nuovo in vita? Beh, in questo capitolo scoprirai che c'è molto di più dietro a una notte di buon **sonno** di quanto pensi. Anch'io, come te, mi sveglio a volte un po' più stanco, chiedendomi se ho sognato troppo o troppo poco.

Qui, imparerai come il sonno non solo riposa il tuo corpo ma regola una delle sostanze più importanti nel nostro **cervello**. Parlo della **dopamina**, che può farti sentire carico o completamente scarico. Entreremo nel mondo del **ritmo circadiano**, e scoprirai come un **pisolino** ben fatto potrebbe non solo darti una "mini ricarica", ma influenzare il tuo **umore** per tutto il giorno. E sai una cosa? Non basta solo chiudere gli occhi per ore. Lo so, sei curioso – andiamo a vedere come tutto questo può cambiare il tuo modo di dormire e, soprattutto, come ti senti al **risveglio**.

Il Legame tra Sonno e Dopamina

Sai quelle mattine in cui ti svegli super **riposato** e pronto a dominare la giornata? Beh, non è un caso che ti senta così bene. Gran parte del merito va al **sonno**, ma c'è un altro protagonista in questa storia: la **dopamina**.

Il sonno si svolge in cicli noti per avere effetti diversi sul corpo e sulla mente, e indovina un po'? Anche la dopamina segue un suo ritmo, influenzato direttamente da queste fasi del sonno. Durante le fasi più profonde del sonno, il tuo cervello regola la produzione di dopamina. Questa fase assomiglia un po' a una manutenzione generale. Il cervello "riposiziona" la dopamina nei luoghi giusti, permettendo ai recettori di questa sostanza di lavorare alla grande quando ti svegli.

Non solo: la qualità del sonno incide sulla sensibilità dei recettori della dopamina. Cioè, se dormi male, i tuoi recettori non fanno benissimo il loro lavoro. E finisci per sentirti **stanco**, irritabile e meno motivato.

Quindi, quando sei nel bel mezzo di un ciclo di sonno adeguato, il tuo cervello sa esattamente come gestire la dopamina. Un po' come se, durante questa "manutenzione notturna", sistemasse tutti i marcatori per permetterti di partire alla grande ogni mattina. Perciò, con una notte di buon sonno, aumenti la quantità di dopamina disponibile al risveglio e ristabilisci la sensibilità dei tuoi recettori, facendoti sentire più **energico** e pronto a prendere decisioni con la giusta lucidità.

Ma cosa succede quando non dormi abbastanza? Qui iniziano i **problemi**. Perché la privazione del sonno è come sabotare quella "manutenzione" di cui parlavamo prima.

Quando dormi poco o male, il tuo cervello non ha abbastanza tempo per bilanciare le cose. Il risultato? I livelli di dopamina cominciano ad andare in tilt. Invece di starti accanto e darti energia, la dopamina può anche iniziare a farti sentire svuotato e apatico. Non parliamo poi dell'effetto sui recettori: diventano meno sensibili, e devi fare uno sforzo doppio solo per trovare la **motivazione** anche nelle cose che di solito fai senza pensarci due volte.

Ti è mai capitato di avere quelle giornate in cui arrivi a serata sentendoti una macchina in riserva? Ecco, senza dormire a sufficienza, il tuo cervello non riesce a elaborare correttamente le ricompense. Così anche le cose che solitamente ti danno una bella botta di dopamina a livello mentale... smettono di fare effetto. Triste, vero?

E qui arriviamo all'ultima metafora — pardon, al grafico... Immagina di avere il cosiddetto "Grafico Armonia Sonno-Dopamina", dove le fasi del sonno sono mostrate in relazione all'attività della dopamina. Le fasi più profonde del sonno sono quelle in cui la dopamina è alta e viene "aggiustata". È proprio questo l'abbinamento perfetto che ti permette di sentirti **ricaricato** la mattina.

Se il ciclo del sonno è interrotto o corto, questa armonia si spezza, e il grafico mostra picchi incontrollati o cali di dopamina nel corso della giornata. In pratica, è come suonare una faccenda emozionale con una chitarra scordata... Puoi provarci, ma non riscuoterai molto successo.

Quindi, la prossima volta che hai voglia di saltare qualche ora di sonno, ripensaci un attimo. Sappi che, mimando la giusta chiave di "sintonizzazione notturna", non solo manterrai il cervello in ottime condizioni, ma trasformerai anche le tue giornate in esperienze molto più **bilanciate** e soddisfacenti. Perché con dormite regolari e di qualità, la dopamina provoca la carica positiva necessaria per affrontare il nuovo giorno come se fosse una nuova avventura.

Ritmi Circadiani e Produzione di Dopamina

Ti è mai capitato di svegliarti sentendoti pieno di **energia** e pronto ad affrontare la giornata? Beh, quel senso di vitalità non viene a caso. Il tuo corpo ha un orologio interno, chiamato **ritmo circadiano**, che regola tutto, persino la produzione di dopamina. Quando ti svegli alle prime luci dell'alba, oppure quando hai un picco di energia in mattinata o ti senti stanco nel tardo pomeriggio, non è perché sì. È proprio il ritmo circadiano che, dietro le quinte, decide quando il tuo cervello deve rilasciare questa molecola "feel-good" chiamata **dopamina**.

Ma come funziona esattamente? Immagina di avere una routine giornaliera impostata su un determinato orario. Al mattino, subito dopo il risveglio, i livelli di dopamina iniziano ad aumentare. Contribuiscono a quel senso di **motivazione** che ti spinge fuori dal letto. Questo rilascio continua durante le prime ore del mattino. Più ti avvicini alla sera, però, la produzione di dopamina comincia a diminuire, preparando il tuo cervello a rallentare e a permetterti di riposare.

Poi arriva la disgregazione circadiana, che senza dubbio rende questo meccanismo un po' meno efficiente. Ti sei mai sentito perso senza una routine chiara? Resti sveglio fino a tardi la notte, la tua sveglia è... beh, dimentichiamoci del giorno. E così, i ritmi circadiani diventano un caos, e con essi, anche i livelli di dopamina oscillano come un pendolo impazzito. Questo **squilibrio** può portarti a sentirti scombussolato, irritabile e persino demotivato. Sì, perché quando la produzione di dopamina non corrisponde a quello che il corpo richiede in questo caos di orari, può davvero rovinarti l'umore.

Passiamo al cuore della questione: come fare per evitare che ciò accada? Ti presento il "Programma Dopamina Allineato ai Ritmi Circadiani". L'idea è di sincronizzare le tue **routine** quotidiane con il tuo ciclo naturale di dopamina. Svegliarsi al mattino in un determinato orario, passare tempo all'aperto, dove la luce naturale può "regolare" l'orologio interno, può mantenere i livelli di dopamina a un limite sano da mattina a sera.

Ecco come potresti organizzare le tue giornate per ottenere il massimo:

• **Mattina:** Svegliati presto e cerca subito la luce naturale per far partire bene il ritmo circadiano. Un po' di movimento fisico è sempre consigliato - anche una passeggiata leggera basta.

• Metà mattinata a mezzogiorno: C'è in genere un picco di dopamina in questo slot. Sfruttalo per fare le attività che richiedono più **energia** o concentrazione. È il momento perfetto per lavorare o per affrontare compiti complessi.

• Pomeriggio: Questo è il momento in cui le energie cominciano a diminuire. Riduci allora l'intensità delle tue attività e concediti qualche pausa. Fai attenzione a non esagerare con stimolanti come la caffeina che possono alterare ulteriormente il tuo saldo di dopamina.

• Sera: In questo periodo la luce dovrebbe essere decisamente più tenue. Prenditi un'ora per rilassarti prima di andare a letto spegnendo gradualmente tutte le tecnologie con schermi luminosi. Questo aiuterà a calare naturalmente i livelli di dopamina in preparazione al sonno.

Attenersi a questo schema non è solo una questione di **disciplina**, ma davvero porta risultati positivi col tempo. Può sembrarti strano all'inizio, ma col passare dei giorni il tuo corpo ringrazierà regolando meglio i nervosismi e le fluttuazioni del tono dell'umore.

In breve, avere una comprensione dei ritmi circadiani, integrare attività compatibili con queste fasi giornaliere e attuare un programma di routine giornaliera, ottimizzando nel contempo i livelli di dopamina, diventa una chiave preziosa per mantenere l'**equilibrio**, la motivazione e l'umore in armonia. E questo, in un mondo sempre più distratto, può fare una gran differenza.

Igiene del sonno per un equilibrio ottimale della dopamina

Sai, il **sonno** è importante. Ma non parliamo solo di chiudere gli occhi per otto ore filate e risvegliarti riposato come per magia. Se vuoi che la tua dopamina lavori come si deve, serve un sonno di qualità a supporto delle sue funzioni vitali. Non si tratta solo della quantità di sonno, ma anche della qualità. Ma come fai a migliorare questo aspetto così cruciale? Partiamo dalle basi: seguire alcune strategie può davvero fare la differenza.

Uno dei modi migliori per aiutare la tua dopamina attraverso il sonno è creare una sorta di **rituale** serale. Trovare una routine pre-sonno fatta di gesti semplici ma potenti per dirti, ok, è ora di rallentare. Un'opzione potrebbe essere abbassare gradualmente le luci in casa mentre arriva la sera. La **luce** influisce direttamente sulla produzione di melatonina, e quando questa è sballata, la dopamina non riesce a funzionare come vorresti. Spegnere gli schermi almeno un'ora prima di andare a letto fa una differenza incredibile. So che può sembrare una sfida enorme, ma la luce blu degli schermi, come quella del telefono o della TV, è un campo minato per la dopamina.

Poi c'è la questione di cenare con largo anticipo. Potrebbe sembrare una banalità, ma finire di mangiare almeno due o tre ore prima di infilarti a letto regala al tuo corpo il tempo necessario per digerire, così il tuo sistema nervoso non deve scegliere tra dormire bene o digerire correttamente. Questo è importantissimo, soprattutto considerando come la tua dopamina dipende da un sonno di alta **qualità** per poter essere bilanciata tra il giorno e la notte.

Ora, come puoi collegare queste piccole abitudini serali con il tuo sonno e la dopamina? Esiste una relazione chiave. Curare questi aspetti può aiutare a migliorare la regolazione naturale della dopamina, facendola lavorare di più quando ne hai più bisogno durante la giornata e ricalibrandola durante il riposo notturno. Non è solo una questione di dormire; è un modo per sincronizzare il tuo corpo con i suoi ritmi naturali. Se segui un **ritmo** adeguato prima di andare a letto, è molto più probabile che ti rilassi meglio e che la dopamina operi alla perfezione.

A proposito, non possiamo dimenticare il "Rituale della Buonanotte Amico della Dopamina". È un momento sacro. Si tratta di piccoli passaggi e azioni che ti guidano dolcemente fino al sonno. Ecco un'idea: considera di leggerti qualche pagina di un libro—non uno troppo avvincente, eh—oppure di fare un'azione rilassante come la **meditazione** o ascoltare un po' di musica soft. Questi semplici passaggi possono calmare la tua mente, rallentare l'attività cerebrale e permettere alla tua dopamina di riequilibrarsi. Suona semplice, no? Ma è proprio questo il punto.

Alla fine della giornata, mantenere una regolare routine del sonno favorisce quel delicato **equilibrio** che la dopamina richiede. Quindi non dimenticarti di ritagliarti questi piccoli momenti—sono oro per il tuo equilibrio interiore.

Ora è chiaro, il sonno ha un'importanza vitale per quanto riguarda il bilanciamento della dopamina, ma potresti non realizzare quanto la tua igiene del sonno possa influire su questo processo. È importante prenderti il tempo di rispettare e seguire queste abitudini, creando il miglior **ambiente** possibile per il riposo e per il recupero.

Questo è solo l'inizio, ma adottare queste abitudini significa già iniziare con il piede giusto verso un sonno ottimale, prezioso per mantenere in armonia i tuoi livelli di dopamina.

Sonnellini e i loro effetti sui livelli di dopamina

Ok, ammettiamolo... chi non ha **bisogno** di un buon sonnellino ogni tanto? Ma cosa succede ai nostri livelli di **dopamina** quando ti concedi una pausa pomeridiana con gli occhi chiusi? Ecco, i sonnellini possono essere una questione seria quando si parla di mantenere in equilibrio questo prezioso **neurotrasmettitore**. Prima di addormentarti su qualche divano (o scrivania, chi può biasimare?), capiamo cosa puoi aspettarti.

I potenziali **benefici** dei sonnellini sono, in un certo senso, una forma rapida di reset per la mente. Quando il cervello inizia a sentirsi stanco, i livelli di dopamina possono diminuire. Ciò potrebbe portare a una riduzione dell'umore e della **motivazione**, che nessuno di noi vuole. Un sonnellino ben scelto può riportarne i livelli, dandoti quella spinta di energia o quel miglioramento del morale che hai dimenticato di desiderare. Ma c'è una fregatura...

Troppi pisolini, o sonnellini troppo lunghi, possono disordinare il ciclo naturale dei nostri ormoni, tra cui la dopamina. Il risultato? Potresti sentirti perplesso, irritabile o più affaticato di prima. In alcuni casi, esagerare con i micro-sonnellini pomeridiani può anche interferire con il **sonno** notturno, quel prezioso periodo in cui la dopamina si regola per non farti svegliare la mattina dopo come uno zombie.

Il segreto sembra stare nell'**equilibrio**. Usa i sonnellini a piccole dosi e cerca di capire quando e come farli. Si tratta di trovare il timing esatto, come una sorta di orologio interno da sincronizzare per far funzionare tutto perfettamente.

Parliamo quindi di cronometrare i sonnellini per cogliere quei momenti giusti che non ti lasciano a pezzi. Se scegli di fare un sonnellino, non dovrebbe durare più di 20-30 minuti. Alcuni studi hanno dimostrato che restare troppo a lungo addormentato durante il giorno può farti scivolare in uno stato di sonno più profondo... quel tipo di sonno che rende il risveglio una battaglia contro il mondo. Quella sensazione di essere rimbambito per almeno 10-15 minuti dopo non è una semplice casualità.

Col tempo giusto – preferibilmente nelle prime ore del pomeriggio – un sonnellino riuscito potrebbe dare una vera carica alle tue prestazioni cognitive e migliorare il tuo umore. Parliamo di un netto miglioramento della memoria, della rapidità nel prendere decisioni e persino di alcune forme di pensiero creativo. Questo non vuol dire che sia giusto mollare tutto e diventare un dormitore seriale... ma con moderazione, potrai ottenere il massimo beneficio per corpo e mente!

Ecco un piccolo **protocollo** per il sonnellino strategico, pensato per regolare al meglio la tua dopamina. Prova a impostare un orario fisso per il tuo "pisolino lampo", possibilmente tra le 13:00 e le 15:00. Così sarà più facile incorporarlo come abitudine senza compromettere il sonno serale.

La durata? Lo ripetiamo: tra i 20 e i 30 minuti. Imposta una sveglia per essere sicuro di non addormentarti troppo a lungo. L'importante è essere costante: ripeti il sonnellino ogni volta che ne senti il bisogno, ma sempre rispettando questi parametri.

Ricorda di rimanere consapevole durante i tuoi sonnellini. Cerca di rilassarti completamente per massimizzare l'efficacia di questo breve riposo. Non sprecare questa opportunità: anche se breve, può fare la differenza nella tua giornata.

Seguendo questi consigli, potrai godere dei benefici dei sonnellini senza compromettere i tuoi livelli di dopamina o il tuo sonno notturno. Buon riposo!

Esercizio Pratico: Sviluppare una Routine per Ottimizzare il Sonno

Prima di tutto, devi **capire** meglio come dormi e quali siano le tue abitudini attuali. Il primo passo per ottimizzare il sonno è proprio una valutazione onesta dei tuoi schemi di riposo. Forse pensi di dormire bene, ma riflettendoci, potresti notare degli aspetti da migliorare. Ti **svegli** spesso durante la notte? Come va con l'addormentarti rapidamente? Chiediti com'è la qualità complessiva del tuo sonno. Un diario del sonno può essere molto utile: segna ogni sera a che ora vai a letto e la qualità del sonno al mattino. Ti aiuterà a **identificare** i punti da migliorare.

Vedendo chiaramente dove sono i problemi, puoi iniziare a fare qualcosa per migliorare. Potresti scoprire, ad esempio, che vai a dormire a orari irregolari – e questo, purtroppo, può destabilizzare il tuo ritmo circadiano. Ecco il secondo passo: è fondamentale stabilire un orario di sonno che rispetti i tuoi ritmi naturali. Non si tratta solo di andare a letto sempre alla stessa ora, ma di **sincronizzare** questo orario al tuo ciclo di 24 ore, quello che regola la tua fame, la tua energia e, ovviamente, il tuo sonno. Tieni presente il concetto del "portone" del sonno: un momento specifico della notte in cui il corpo è naturalmente predisposto al riposo. Se ti addormenti in quell'ora, dormire sarà molto più facile e la qualità del sonno sarà molto più alta.

Una volta stabilito un orario fisso, come ti prepari per dormire davvero bene? Qui entrano in gioco le abitudini serali. Creare una **routine** rilassante prima di andare a letto è un'ottima idea per segnalare al corpo che è il momento di far scendere il livello di dopamina. Quell'oretta prima di infilarti sotto le coperte è dove devi far abbassare i battiti cardiaci, placare l'irrequietezza della giornata e preparare il corpo per una notte riposante. Potrebbe significare leggere un libro, fare un bagno caldo o ascoltare musica tranquilla. Niente di complicato, ma qualcosa che tu "ritrovi" ogni sera, facendolo diventare il tuo rituale pre-sonno.

Ora che hai una routine pronta e rispetti il tuo orologio biologico, c'è un altro passaggio fondamentale: creare il giusto **ambiente**. Prova a pensare all'ambiente ideale per un sonno di qualità. La camera dovrebbe essere fresca, buia e silenziosa. Devi sentirti proprio come in un rifugio, lontano dal caos della giornata. Pensa di aggiungere tapparelle oscuranti o tende pesanti per bloccare la luce e, perché no, anche un ventilatore per far circolare un po' d'aria fresca. Tutti questi accorgimenti contribuiranno non solo a favorire il sonno, ma anche a **stabilizzare** i tuoi livelli di dopamina perché il corpo assorbirà i giusti segnali di relax.

In Conclusione

Questo capitolo ti ha confermato quanto sia **cruciale** mantenere un buon **sonno** per regolare i livelli di **dopamina**, il neurotrasmettitore responsabile di molte funzioni essenziali nel tuo corpo. Durante il capitolo, hai esplorato i vari motivi per cui il sonno diventa un aspetto fondamentale per mantenere un equilibrio della dopamina, e quindi della tua salute mentale e fisica. Ecco un rapido riepilogo di ciò che hai approfondito:

In questo capitolo hai visto quanto il ciclo del sonno influenzi la produzione e la sensibilità dei recettori della dopamina, l'impatto devastante della mancanza di sonno sul funzionamento della dopamina e sul tuo sistema di **ricompensa**, come il tuo orologio interno regoli la produzione della dopamina durante la giornata, l'importanza delle buone abitudini di sonno per mantenere un equilibrio sano della dopamina, e gli effetti che possono avere i sonnellini sul bilanciamento della dopamina.

Rendere l'**equilibrio** della dopamina parte della tua vita quotidiana, iniziando da una buona **igiene** del sonno, ti aiuterà a mantenerti **energico**, motivato e felice. Non mettere da parte queste pratiche. Applica quanto appreso e scoprirai quanto miglioreranno il tuo **benessere** e il tuo umore. La chiave per sentirti davvero vivo e motivato potrebbe trovarsi nel risveglio dopo un buon riposo!

Capitolo 9: Strategie di Autoregolazione

Ti sei mai chiesto cosa succede quando cerchi di tenere sotto **controllo** quei piccoli impulsi che ti allontanano dai tuoi **obiettivi**? Forse l'hai già sperimentato, quella costante battaglia tra mente e corpo, **desiderio** e **disciplina**. L'ho vissuto anch'io, e voglio condividere con te **strategie** che possono davvero fare la differenza. Non stiamo parlando di regole rigide o sforzi eroici, ma di piccoli gesti, di quelli che puoi mettere in pratica quotidianamente per ritornare **padrone** di te stesso, un passo alla volta.

In questo capitolo, scoprirai come strutturare confini fisici, utilizzare il **tempo** in modo più saggio, e persino categorizzare le cose in modo che ti sembri quasi naturale tenere il tutto in ordine. Concludiamo con un **esercizio** pratico, un piano che sarai in grado di creare da solo, ma meglio ancora, con la consapevolezza che tutta la strada l'hai percorsa tu.

Confini Fisici per il Controllo della Dopamina

Hai mai pensato a quanto sia facile cadere nella trappola della **sovra-stimolazione**? Tutti quei piccoli beep, quelle notifiche insistenti, e le migliaia di possibilità di distrarsi facilmente sono delle vere e proprie sirene che chiamano la tua **dopamina**. Certo, la dopamina è grandiosa: ti fa sentire fantastico, energico, motivato. Ma è una lama a doppio taglio. Proprio per questo, avere dei **confini** fisici è essenziale. È un po' come mettere delle briglie al cavallo: vuol correre, ed è giusto, ma non vuoi che vada fuori controllo.

Immagina questo: la tua **scrivania** è ordinata, lo spazio in cui lavori ha tutto al proprio posto. Non ci sono giochi, non c'è il cellulare a vista, e il computer è già impostato solo sull'applicazione di cui hai bisogno. Ecco, attraverso l'organizzazione dello spazio puoi aiutare il cervello a concentrarsi su ciò che è davvero importante senza essere distratto, liberandolo da continui stimoli che attiverebbero una scarica di dopamina non necessaria.

La gestione degli stimoli è come la dieta per il corpo. Proprio come scegli cosa mangiare per mantenerti in forma, devi scegliere con cura quali stimoli consentire nel tuo **spazio** di vita o di lavoro per mantenere in equilibrio i tuoi livelli di dopamina. Le barriere fisiche sono importanti perché impediscono a certi stimoli di entrare in contatto con i tuoi sensi, indirizzando volontariamente la tua attenzione altrove.

Organizzare il tuo ambiente in maniera consapevole è una tecnica che offre un aiuto concreto alla regolazione della dopamina. Gli spazi in cui vivi e lavori non sono soltanto scenografie; sono veri e propri partecipanti che giocano un ruolo non indifferente nelle tue abitudini comportamentali e nelle tue reazioni emotive.

Pensa a uno spazio in cui puoi **rilassarti**. Magari un piccolo angolo della tua casa dedicato solo a quel momento sacro del giorno in cui ti prendi una pausa. Candele, un libro. Non ci sono televisori o telefoni lì. E poiché in quel luogo sai che non ci saranno distrazioni tecnologiche, il cervello si insinua in un'altra modalità: meno stimoli significa meno risposte dopaminergiche inutili.

Il concetto è semplice, ma la sua applicazione richiede attenzione. Ad esempio, la mancanza di confini tra lo spazio lavorativo e quello personale può portare a uno squilibrio. Ecco perché creare un confine—anche se simbolico—tra ciò che è dedicato al lavoro e ciò che è dedicato al relax, può aiutarti molto. Lo stesso vale per i dispositivi. Basta lasciare il telefono in un'altra stanza e già hai tracciato una distanza fisica dallo stimolo.

Poi entra in gioco la "**Organizzazione** degli Spazi Consapevole della Dopamina". Si tratta di un metodo pratico in cui ridisegni i tuoi ambienti in modo da incoraggiare le giuste abitudini comportamentali e limitare quelle distrazioni non necessarie che portano ad una sovra-stimolazione della dopamina. Fondamentalmente, questa tecnica richiede una riflessione su come i vari oggetti e dispositivi intorno a te agiscono sui tuoi livelli dopaminergici.

Ad esempio, se il posto in cui mangi è anche il posto in cui scrolli Instagram, finirai per associare subito l'app al mangiare. Ecco allora che si riflette una duplice stimolazione della dopamina—niente di positivo per il cervello a lungo termine. Al contrario, dovresti destinare ciascuno spazio della casa a una funzione specifica (cenare, lavorare, rilassarti). Questo non solo limita la stimolazione inutile, ma ti aiuta a indirizzare meglio l'attenzione.

In sintesi, progettare il tuo ambiente con attenzione può essere un vero e proprio **alleato** nel mantenere equilibrato il sistema dopaminergico. Con organizzazione e la giusta consapevolezza, riesci ad eliminare i fenomeni di sovraccarico, focalizzarti su quello di cui hai davvero bisogno, che alla fine porta a un miglior controllo interno.

Strategie di Regolazione Basate sul Tempo

Se ti senti **sopraffatto** da tutto quel rumore intorno a te, sappi che esistono delle strategie che possono aiutarti a ritrovare, ma sul serio, un equilibrio. Tra queste, una delle più efficaci è senza dubbio quella di saper utilizzare bene il tempo – cioè, **gestire** le tue attività quotidiane in modo che tu possa stimolare la tua produzione di dopamina, sì, ma senza però esagerare. In pratica, un po' come gli equilibristi, dovresti trovare il perfetto bilanciamento tra le cose che ti danno quella spinta e momenti di pausa. Qui entra in gioco l'approccio basato sul tempo, un vero strumento per regolare al meglio i tuoi impegni e ottenere un equilibrio stabile.

Spesso sei bravo a "inseguire" quella scarica di dopamina continua, rimbalzando tra un migliaio di azioni differenti, in modo quasi compulsivo. E ovviamente finisci per esaurirti. Qui invece devi fermarti un attimo e pensare che non tutto va fatto subito, specie se questo cosiddetto "tutto" ti assilla. L'idea consiste nell'**alternare** attività che stimolano la dopamina, con momenti di relax, in modo che l'una possa amplificare gli effetti positivi dell'altra. Che ne dici di ritagliarti un attimo della giornata per fare una passeggiata, leggere oppure fermarti a fare, letteralmente, niente?

Ma ovviamente c'è anche chi preferisce soluzioni più razionali e ben strutturate, e per loro c'è quella che viene chiamata "digital detox", meglio nota come '**digiuno**' di dopamina. Ma non spaventarti subito di questa parola! Questo non vuol dire eliminare la tecnologia dalla tua vita (chi ci riuscirebbe davvero?), ma razionalizzare e soprattutto ridurre molto l'uso di determinate piattaforme stimolanti e che arrivano al punto di inflazionarti la sintesi di dopamina al cervello. Quindi, prenditi delle pause curate con la tecnologia: distanzia le sessioni dedicate al telefonino, diminuisci i social network durante il tardo pomeriggio o alla sera, e scoprirai che ti sentirai subito meno sopraffatto e più lucido. Il trucco non è fuggire da certe attività, ma stabilire dei limiti e tenerli per davvero.

Per rendere tutto questo ancora più pratico e utile nella vita quotidiana, c'è un metodo che funziona abbastanza bene a supporto di livelli equilibrati di dopamina: il cosiddetto "**Time-Boxing della Dopamina**". Di cosa si tratta? Semplicemente, stabilisci blocchi temporali specifici dove inserisci attività pianificate che arricchiscano la tua giornata. Non tutte devono necessariamente stimolare! Dividi la tua giornata in sezioni, tempo per lavorare e rilassarti, per socializzare e poi restare semplicemente fermo senza dover scrollare uno schermo brillante a romperti gli occhi aperti fino a tardi. Detto in termini semplici, punti a strutturare tempi e attività in modo tale che stimolino la produzione di dopamina, senza strafare, e lasciar rotolare poi queste grandi fasi nel ritmo naturale. Non essere troppo rigido, questo è un sistema flessibile e adatto a essere modificato in base alle tue necessità!

Alla fine, la chiave di queste strategie basate sul tempo sta nel saperti **autoregolare** nel contesto odierno, regolazione che passa, fondamentalmente, dal saper "**dosare**" la giusta quantità di stimoli e momenti di pausa.

Approcci Categorici alla Gestione della Dopamina

Pensa per un attimo: quante volte ti sei trovato sommerso da **stimoli**, distrazioni e impulsi contrastanti senza una chiara direzione? Classificare le attività in base al loro impatto sulla **dopamina** potrebbe fornire ordine a questo caos mentale, aiutandoti a regolare il tuo livello di autocontrollo e benessere. Se riesci a vedere chiaramente l'effetto di una certa attività sulla tua dopamina, è come se tu potessi giocare d'anticipo. Magari sai già che certi comportamenti, come controllare ossessivamente i social media, ti danno un immediato picco di dopamina ma poi ti lasciano sentire vuoto. Sapendo questo, puoi prepararti meglio a evitare una trappola del genere.

Immaginiamo tre categorie: "Stimoli ad Alta Dopamina", "Stimoli Neutri" e "Stimoli a Basso Impatto di Dopamina". Le attività che portano ad un elevato rilascio di dopamina sono spesso le più allettanti, ma anche quelle da tenere sotto controllo. Giocarci troppo può esaurire le tue riserve di dopamina. Dall'altro lato dello spettro ci sono gli stimoli a basso impatto, come leggere un libro leggero o fare una passeggiata nel parco, che potrebbero non offrirti un'ondata di euforia come il carico di like su Instagram, ma forniscono **stabilità** e pace interiore.

Classificarle ti dà potere. Sai dove mettere la tua **energia**, dove investire il tuo tempo e quando frenare quei comportamenti più "dopaminergici". Farlo è come elaborare una mappa della tua vita mentale divisa secondo il meccanismo di ricompensa del tuo cervello.

Passiamo a un concetto collegato: creare "**budget**" di dopamina per le varie aree della tua vita può darti ancora più controllo. Ti sei mai trovato a passare un'intera giornata su attività che ti hanno svuotato senza nemmeno accorgertene? Questo succede quando non dosi le tue risorse mentali e non sei consapevole del dirottamento della tua attenzione e motivazione.

Un budget della dopamina ti può aiutare molto in questo. Prendi un giorno normale e pensa: quanto tempo e risorse vuoi dedicare ai comportamenti gratificanti, ma potenzialmente esagerati, come guardare serie TV o fare shopping online? E quanto invece vuoi guadagnare da quelle attività che magari sono meno eccitanti ma portano frutti più a lungo termine, come lavorare sui tuoi **obiettivi** o passare tempo di qualità con le persone care? Imporre un limite ti aiuta a tenere sotto controllo questi alti e bassi che tutti sperimentiamo, creando un rapporto più sano con le esperienze che plasmano la tua vita.

E ora, il "Sistema di Categorie della Dopamina" è la chiave per classificare e gestire le varie fonti di **stimolazione**. Quasi... come un cruscotto di controllo della tua vita emotiva. Ti permette di visualizzare le aree dove spendi troppa energia e dove dovresti, invece, puntare ad attività che rispettano il tuo "budget" di dopamina. Poniamo un esempio: se accedi alla tua giornata con questo sistema, puoi iniziare a scegliere meglio. Magari decidi che solo tre impulsi ad alta dopamina siano permessi al giorno, mentre devi garantirne almeno cinque a impatto neutro o basso. Questo non solo modera le ondate emotive, ma stabilizza il tuo quadro energetico generale.

Questi approcci rendono più semplice mantenere quell'**equilibrio** tanto cercato. Non c'è niente di complicato nella realizzazione di un piano di gestione del tempo ed energie basato su coscienza e controllo. Ce la puoi fare anche tu!

Implementare l'Autoregolazione nella Vita Quotidiana

Quando cerchi di tenere sotto **controllo** la voglia di dopamina, la **consapevolezza** è un alleato fondamentale. Non parlo di quella cosa esoterica da pellegrino solitario. Si tratta di essere cosciente dei tuoi comportamenti, delle abitudini che ti sembrano innocue, ma che in realtà sono delle trappole pronte a prendere a calci il tuo equilibrio. Magari è una spulciatina rapida al telefono... oppure quella voglia irresistibile di guardare un altro episodio su Netflix, anche se è già passata mezzanotte. Questi piccoli momenti che raccogli nel corso della giornata si accumulano, alimentando inconsapevolmente il ciclo del "è solo per cinque minuti".

Come fai a uscire da questo meccanismo? Prima di tutto, sei pieno di "momenti ciechi" di cui neanche ti accorgi. Ad esempio, alzi la mano se non hai preso il telefono appena sveglio per controllare notifiche, email, o messaggi. Nulla di grave, certo, ma come cambia la tua giornata se accendi il telefono dopo aver fatto colazione, respirato un po' d'aria fresca, e magari schiarito le idee con una bella **camminata**? La chiave, dunque, è tenere d'occhio quali sono le tue abitudini ricorrenti e iniziare a costruirci sopra una maggiore consapevolezza.

È fatta? Mica tanto. Sapere è solo parte del cammino, intervenire invece richiede una **strategia**. Qui ci ricolleghiamo al concetto successivo: creare segnali personalizzati. Immagina: sei sul punto di cadere nella trappola della gratificazione istantanea, ma un leggero promemoria ti richiama alla realtà. Magari è una semplice notifica al telefono con scritto "Ne sei davvero sicuro?", o potrebbe essere una nota sul frigo che ti ricorda di spegnere la TV quando ti senti troppo stanco per concentrarti. Insomma, questi piccoli spunti fanno la differenza. Allora, spendi qualche minuto oggi per fare un elenco dei **trigger** digitali o fisici di cui puoi sfruttare il potere. Trova anche i momenti della giornata in cui sai di essere facilmente distratto e piazza lì i tuoi piccoli campanelli d'allarme.

Ora, lascia che ti spieghi la "Tecnica di Auto-Controllo della Dopamina". È uno **strumento** per verificare come stanno andando le cose e fare gli aggiustamenti necessari. Funziona così: ti prendi dieci minuti alla settimana, solo per rifletterci. Pensa ai momenti in cui hai inseguito la gratificazione a breve termine. Mancanze di **motivazione**, sbalzi d'umore, tutto conta. Non si tratta solo di giudicarti, ma, se serve, fare piccole modifiche: rivedi quei segnali che hai creato, aggiusta la tua routine mattutina, oppure cambia il tipo di promemoria che usi. Magari quei segnali appiccicati al frigo non stanno funzionando e un elastico al polso ti darebbe quel pizzico di consapevolezza in più.

In sintesi, costruire consapevolezza, utilizzare dei segnali personalizzati, e praticare un sistema di auto-valutazione, sono le basi per prendere il **controllo** di quei comportamenti che ti portano lontano dall'equilibrio della dopamina.

Esercizio Pratico: Creare il Tuo Piano di Autoregolazione

Ok, arriva un punto in cui devi prenderti un momento per **riflettere** e fare un po' d'esercizio pratico. Parliamo di come puoi iniziare a **gestire** meglio la tua dose quotidiana di dopamina. E sai da dove si comincia? Dall'identificazione dei tuoi **trigger** personali. Quelle situazioni in cui il cervello comincia a fare i capricci, cercando qualsiasi scusa per ottenere una dose extra di dopamina. Forse è la tua smania di controllare i social ogni tre minuti, o magari è quella ciotola di caramelle che ti guarda insistentemente dalla scrivania. Non importa quale sia il tuo "colpevole principale", l'obiettivo qui è individuare quelle situazioni ad alto rischio. Quelle in cui la tua forza di volontà sembra indebolirsi all'istante.

Prenditi del tempo per riflettere. Quali sono le circostanze in cui finisci per perdere il **controllo**? Quando combatti quella voglia irresistibile di guardare un'altra puntata di una serie TV, anche se sai che hai altro da fare più importante? Scrivi tutto. Aiutati anche pensandoci nei vari momenti della giornata: la mattina, durante una pausa, a fine serata.

Fatto? Bene, perché sapere con esattezza quali situazioni ti tentano è come avere in mano una mappa dettagliata del terreno pericoloso. A questo punto, possiamo passare alla creazione di una lista... ma di quella "buona", ovvero delle attività alternative.

Giusto per essere chiari: ci saranno momenti in cui la **tentazione** sarà forte... ma ecco una buona notizia, c'è sempre un piano B. Cioè, ora devi fare il pieno di idee su cosa potresti fare invece di cedere alle solite abitudini. Trova attività che non iperstimolino la produzione di dopamina, ma che comunque ti occupino in maniera appagante.

Che ne so, per esempio, forse potresti provare una passeggiata leggera nel parco dietro casa ogni volta che senti il bisogno di "scrollare" sul tuo smartphone. Oppure quale libro interessante ma più impegnativo, in linea con i tuoi interessi, potresti leggere quando la tentazione ti dice di guardare l'ennesimo episodio di Netflix? Tieni a mente che qui l'essenziale è avere opzioni pronte. Più specifiche sono, meglio è. E guai se non le hai sotto mano sul serio, pronte al solo pensiero.

Ma non basta avere un piano, serve anche creare dei confini netti. Hai mai provato a stabilire delle "barriere" per te stesso in particolare per l'uso di tecnologie e sostanze dopaminergiche? Si tratta di segnare i limiti sul campo – quelli che proprio non puoi superare senza pensare che stai commettendo una piccola auto-trasgressione. Per esempio: niente telefono dopo le 21:30. O il classico "giocoso", 'se non è giorno lavorativo, la tazzina di caffè accompagnata dalla cioccolata non si tocca'. Regole piccole ma decise, che possano aiutarti a correggerti quando passi il confine... senza troppi drammi.

Ovviamente, tutto questo va integrato nella tua **routine** quotidiana. Compatibilmente al tuo stile di vita, bilancia i tuoi compiti giornalieri con delle piccole pause di rigenerazione sana. La mattina potresti fare attività di meditazione, un po' di mindfulness o jogging, per riequilibrare il corpo e la mente. A giornata avviata, dedica tempo ai tuoi compiti più intensi, ma spezzando se necessario tenendoti sotto tono. Mantieni quello stato equilibrato ma soddisfacente con una sorta di piano prefabbricato. Senza esagerare.

Ultima cosa: un tema che troverai rassicurante. Non dimenticare di darti una pacca sulle spalle per gli sforzi di autoregolazione che riesci a portare a termine con successo. Non serve un compenso immenso, basta anche solo qualche minuto per gustare un caffè che ti concedi dopo aver resistito a un momento di debolezza. Prevedi un sistema di **monitoraggio**, magari con un piccolo diario dove annoti i tuoi progressi e gli autoconsigli che ti dai giorno per giorno.

Tuttavia sai bene, no? C'è il rischio ovviamente di qualche passo falso o di momenti difficili. In quei momenti, anziché colpevolizzarti, sarebbe meglio affrontarli con un po' di gentilezza e piani di ripresa. Quel tipo di strategie che ti permettano di risalire subito, senza cadere nella solita distrazione, come un breve promemoria su come mantenersi fermi sui propri proposti. E non dimenticare che serviranno pure delle regole per rivedere il tuo piano. Ogni tanto, purtroppo o per fortuna, è necessario fare un bel check-in per capire cosa va cambiato o rinnovato. Affronta le circostanze una alla volta, e quando ti rendi conto che è stata una giornata pesante sensorialmente, che ci sta una correzione, procedi semplice e flessibile.

Quindi, pronto a mettercela tutta? Mentre scrivi il tuo piano, tieni a mente che ordine e disciplina leggera si instaurano alla fine dando piccoli margini e limiti ferrei, bilanciando **riposo** e **impegno**, con un'occhiata fiera verso il controllo. Certo però... ognuno è sé, e tu più di chiunque conosci il tuo giro e le tue bizzarre imperfezioni... Usale abilmente!

In Conclusione

In questo capitolo, hai esplorato diverse **strategie** per regolare il rilascio di **dopamina** attraverso controlli fisici, gestioni temporali e approcci categorici. Hai anche creato un piano di **autoregolazione** efficace. È importante non solo comprendere questi concetti, ma anche applicarli nella tua vita quotidiana.

Hai scoperto:

• L'importanza delle barriere fisiche per evitare eccessi di stimolazione dopaminica.

• Come organizzare l'**ambiente** per migliorare l'equilibrio della dopamina.

• Tecniche per gestire il **tempo** bilanciando attività stimolanti per la dopamina.

• L'idea di un sistema in cui classifichi l'impatto delle attività sulla dopamina.

• L'utilità di preparare un piano personale di autoregolazione con tecniche pratiche.

Ora che hai le conoscenze utili, il passo successivo è davvero fare la **differenza** nella tua vita. Mettiti in gioco, è tua la responsabilità di adattare il tuo ambiente, il tuo tempo e le tue **abitudini** affinché siano le migliori possibili. Non lasciare che siano gli stimoli a dettare il tuo **comportamento**; invece, sceglili tu, con **consapevolezza**, per vivere pienamente ed equilibrato.

Capitolo 10: Digiuno da Dopamina

Immagina di poter **resettare** la tua mente per riscoprire piccole **gioie** che spesso ti sfuggono. Sì, questo è possibile. In questo capitolo, ti guiderò verso un'**esperienza** unica che potrebbe cambiare il tuo modo di vedere certi stimoli abituali. Non preoccuparti, non sarà nulla di estremo, solo un piccolo **esperimento** che puoi fare per conoscere te stesso meglio. Qui, troverai gli strumenti per prendere il **controllo** di certi impulsi, cosa che ti permetterà di vivere più presente invece di correre dietro a ogni distrazione. Forse ti sentirai scettico. O magari **curioso**? Io lo ero quando l'ho provato. Ma lasciati incuriosire: potrebbe darti una nuova **prospettiva**. No, non ti sto promettendo miracoli, ma una nuova **comprensione** di quei desideri che a volte ti soffocano. Sei pronto per iniziare? Allora andiamo avanti... e scopriamo di più su di te stesso.

Comprendere il Concetto di Digiuno da Dopamina

Il digiuno da dopamina è un'idea che negli ultimi anni ha **catturato** l'immaginazione di molte persone in cerca di un po' di silenzio mentale in un mondo sempre più rumoroso. Ma perché dovresti voler incoraggiare meno rilascio di dopamina, che non è altro che il neurotrasmettitore del "sentirsi bene"? Beh, il concetto di base si fonda sull'idea che, riducendo temporaneamente le attività che stimolano la dopamina, sia possibile **ricalibrare** il cervello, rendendolo più sensibile ai piaceri della vita e migliorando la tua capacità di provare vera soddisfazione, anche dalle piccole cose. Quando prendi una pausa dalle gratificazioni immediate, il cervello ha il tempo di **resettarsi**, aumentando di nuovo la sua capacità di risposta ai semplici piaceri della vita – una tazza di tè caldo, un libro avvincente o il sorriso di un amico. In questo modo trovi un nuovo equilibrio, un ritorno alle sorgenti del piacere autentico, quello che davvero importa.

Ma, se devo essere sincero, c'è un po' di confusione sul tema. Molti collegano il digiuno di dopamina all'idea che debba per forza includere una totale **privazione** non solo di attività tecnologiche ma di qualunque cosa che dia piacere, dal cibo alle relazioni sociali. Ecco qua uno dei fratelli fraintendimenti. Ti dirò – in realtà, non si tratta di sfuggire da tutti i piaceri della vita, ma piuttosto di evitare stimoli eccessivi e costanti che si ripercuotono sulla tua capacità di trarre soddisfazione dalle cose semplici. Per intenderci meglio: scoprirai che il digiuno da dopamina punta a **bilanciare** gli stimoli, non a eliminarli del tutto.

E visto che siamo su questo argomento, permettimi adesso di chiarire alcuni altri errori comuni e la verità sul digiuno da dopamina. Magari con una lista facile facile.

• **Mito**: Devi rinunciare a tutto ciò che ti piace, inclusi il caffè o parlare ai tuoi cari.

Realtà: Il digiuno da dopamina è mirato soprattutto a ridurre le stimolazioni artificiali, non gli affetti veri o sani. Non devi isolarti o soffrire, il punto è limitare ciò che è superfluo o dannoso.

• **Mito**: Puoi ottenere dei benefici solo con lunghi periodi di privazione.

Realtà: Anche solo un piccolo intervallo dove riduci alcuni stimoli potrebbe rivelarsi efficace. Non serve un digiuno ultra-restrittivo o di lunga durata: spesso, basta un po' di tempo per risentire vari piccoli piaceri della vita, magari aspettando di controllare il telefono ad esempio.

• **Mito**: Se non funziona subito, non sarà efficace per te.

Realtà: Ci vuole pazienza: il **cambiamento** non sempre è immediato. Il cervello abituato a ricevere gratificazioni costanti potrà inizialmente resistere – ma con il tempo, la sensibilità al piacere potrebbe aumentare.

• **Mito**: Digiunare dalla dopamina fa male al corpo e alla mente.

Realtà: Fatto correttamente e moderatamente, può invece essere una pausa salutare per la mente e il sistema nervoso, stimolando una lettura più chiara dei tuoi veri bisogni e desideri.

In definitiva, il concetto del digiuno da dopamina non è affatto una demonizzazione del piacere. Al contrario, permette di **riscoprire** il vero gusto del benessere, ricalibrando le risposte neurali e favorendo così un senso di equilibrio senza dover rincorrere incessantemente "l'effetto del breve massimo".

Adesso, dai un'occhiata al modo in cui lo puoi praticare.

Pianificare il Tuo Digiuno da Dopamina

Prima di tutto, è importante chiederti quanto sarà **lungo** e quanto sarà **intenso** il tuo digiuno da dopamina. Questo perché ogni persona ha una situazione diversa e ciò che funziona per uno potrebbe non essere adatto a un altro. È cruciale che tu scelga la durata e l'intensità del tuo digiuno in base alle tue esigenze. Se stai iniziando, ha senso partire con qualcosa di gestibile, come un giorno, o forse solo alcune ore la sera. Molti trovano utile approcciare la cosa gradualmente, aumentando poi il tempo e l'intensità se sentono che l'esperienza sta portando benefici.

Quando decidi per quanto tempo far durare il digiuno – e quanto estremo dovrebbe essere – pensa ai tuoi impegni. Assicurati che la durata scelta sia **realistica** rispetto alle tue abitudini e obblighi quotidiani. Un digiuno di una settimana potrebbe sembrare una bella sfida, ma potrebbe diventare difficile se hai un lavoro impegnativo o sei circondato da dispositivi digitali su tutti i lati. Rifletti su tutto ciò e modella il fabbisogno su di te. Non pensare che più estremo sia meglio, perché non è così. In questi temi è molto meglio trovare la giusta via di mezzo: un'intensità che non ti faccia soffrire ma nemmeno sentire idilliaco.

Ora, passiamo allo step successivo. Quando hai stabilito quanto tempo e di che intensità sarà questo digiuno, è ora di prepararti mentalmente e logisticamente. Spesso si dà priorità alla pianificazione logistica, trascurando la **preparazione** mentale, che è essenziale quanto o per certi versi più del resto. Mentalmente, pensa a cosa potrebbe provocarti alcune difficoltà. Ti viene in mente, ad esempio, il bisogno compulsivo di cedere allo smartphone ogni cinque minuti? Il trucco sarà pensare in anticipo a situazioni o strumenti che utilizzi ogni giorno e indossare un cerotto mentale se necessario, indirizzando il pensiero verso un obiettivo che ti tieni stretto, qualcosa che puoi fare al posto di ciò di cui ti prendi riposo.

Prepara, materialmente, il perimetro del tuo digiuno. Se hai deciso di stare lontano dal telefonino, sposta tutte le app nelle cartelle nascoste o addirittura elimina momentaneamente quelle che puoi scaricare di nuovo successivamente - imposta una sveglia fisica (eticamente vecchio stampo). Se hai deciso di dedicarti all'acquerello o leggere un libro per allenare la sensibilità pacificante, fai uno sforzo per reperire vecchie idee positive. Tieni le **preparazioni** logistiche semplici in mente perché il sipario che genera resistenza psicologica può abbattere la figura ammirabile della depressione da motivazione. Un'ultima mossa che può rinforzarti è coinvolgere un'altra persona - incoraggia l'interazione descrivendo come mobilitare un promemoria per rimanere concentrato sull'obiettivo.

A questo punto, tocca creare il **Tuo Progetto Personalizzato di Digiuno da Dopamina**. Eh sì, proprio come quando si disegna un piano alimentare, il digiuno da dopamina deve essere su misura per te. Prendi carta e penna o utilizza un supporto analogico e traccia in cerchi gli elementi più cruciali di questa esperienza. Poniti come figlio del programma, ad esempio se riceverai sempre qualche stimolo tendenziale nei confronti di punti difficili, mentre compensi come invece puoi provare una macro infeltrita di sospetto che possiamo escludere. Elabora una circonferenza mutevole capace di essere azione giornaliera modellata su parallele autorizzazioni impulsive o ben impiegate, mai paralizzanti né influenti. Scrivi degli esercizi o attività alternative che puoi fare durante il periodo, cosicché quando sorgono necessità - metti in atto sostituti alla meta scontata.

Realizza il tuo progetto senza blocchi rigidi, un po' amorfo cosicché la teoria gioverà tantissimo nella pratica. Ovviamente, sii **indulgente** con te stesso – se trami oceaniche devi farlo!

Arrivato a questo punto hai davanti a te tutto il quadro... Rimane solo da **cominciare**!

Reintroduzione degli Stimoli Dopo il Digiuno

Hai finito il tuo **"digiuno di dopamina"** ed è come se improvvisamente fossi su una pagina bianca, con un'opportunità incredibile davanti. Ma attenzione: la chiave è reintrodurre gli stimoli in modo graduale. La tentazione di tornare subito a vecchie abitudini seducenti è forte. Però, così facendo, distruggeresti tutto il lavoro fatto. Quando riapri le porte a ciò che prima ti riempiva di dopamina, specialmente le attività molto stimolanti come i social media o i videogiochi (eh sì, ci siamo passati tutti), fallo piano. Come faresti con un bimbo piccolo a cui stai insegnando a camminare.

Se butti troppe cose di colpo, ricadrai praticamente subito nei vecchi schemi. Quindi reintroduci gli **stimoli** uno alla volta, monitorando le tue reazioni. Ad esempio, puoi decidere di concederti 20 minuti sui social ogni giorno dopo pranzo e non di più. Questo tempo limitato ti aiuterà a notare come ti fa sentire. Se noti che succhia subito tutta la tua energia, rivaluta e riduci ancora il tempo. Così non contamini il terreno con elementi tossici.

Passiamo al prossimo concetto, una delle opportunità più belle del post-digiuno: sfruttare questo momento come un trampolino per creare **cambiamenti duraturi**. Hai certo capito che durante il digiuno hai staccato da certi automatismi, e questo ti offre uno spazio mentale nuovo. Sfruttandolo, potrai cementare le nuove abitudini che vuoi portare avanti. Durante il digiuno, il legame con quegli impulsi immediati, quelle fughe immediate dalla noia, si è indebolito. Ora, puoi approfittarne iniziando qualcosa di costruttivo, come, ad esempio, leggere per 10 minuti ogni giorno invece di scrollare all'infinito Instagram. So che il **cambiamento** sembra difficile – ci siamo tutti dentro – ma con un po' di disciplina, finalmente si può fare.

Quel che tanti sottovalutano, durante un periodo post-digiuno di dopamina, è proprio questo potenziale "reset" mentale. Se durante questo periodo ti concentri su attività che richiedono olio di gomito e meno appagamento immediato, tipo studiare o allenarti, hai letteralmente disinnescato quella dinamica che prima filtrava la tua energia mentale.

Ovviamente, senza un piano preciso, tradire queste buone intenzioni si fa in un attimo! È per questo che serve il "**Piano di Ricalibrazione** della Dopamina Post-Digiuno". Ora, questo piano non è altro che una serie di step semplici che ti aiutano a mantenerti nella giusta direzione. Prima di tutto, decidi quanto tempo dedicherai giornalmente a ogni stimolo. Come un piccolo menu, scegli, per esempio, 30 minuti al giorno per uno stimolo che ami, e riserva il resto della tua energia ad attività che ti portino vero beneficio a lungo termine.

Poi, crea un momento serale di "**riepilogo**" in cui controlli come ti senti in generale rispetto agli stimoli e se qualcosa deve cambiare nel piano. Se uno stimolo ti risucchia troppo o, al contrario, non stai toccando abbastanza certi progetti, aggiusta subito la traiettoria. Tutto sta nel trovare quell'equilibrio, mantenendo la consapevolezza e senza lasciarsi andare. Potrebbe non essere facile fin dall'inizio, ma sappi che ogni piccolo passo che fai ti porterà a un uso della dopamina più sano e appagante.

Instaurare queste **routine** diventerà naturale e, pian piano, senza che tu te ne renda conto farà parte di te. Così facendo, eviterai sicure ricadute e un domani supererai ogni nostalgia di dover fuggire nel vecchio, tossico, circolo della stimolazione compulsiva.

Esercizio Pratico: Prepararti per il Digiuno da Dopamina

Inizia con calmare la mente e **riflettere** sulle tue abitudini. Cosa fai quando hai un momento libero? Prendi il telefono? Fai un giro sui social? Quali sono quelle attività che ti danno una sensazione di gratificazione immediata? Valuta l'**impatto** di queste attività nella tua vita quotidiana. Non sono di certo tutte dannose, ma alcune forse iniziano a prendere troppo spazio. Capire cosa stimola la tua dopamina è fondamentale. È come fare una lista mentale delle tentazioni che dovrai affrontare durante il digiuno. Pensa alle ore davanti alla tv o su TikTok – come ti senti dopo? Probabilmente non meglio, vero? Questo è il risultato di un eccesso di dopamina. Le abitudini che sembrano innocue possono diventare dei veri tiranni se non sei vigile.

Avere chiara la **consapevolezza** di come queste abitudini ti influenzano ti serve per il prossimo passo: stabilire obiettivi concreti. Hai bisogno di liberarti, anche solo parzialmente, da queste fonti di gratificazione istantanea. Ma, cosa speri realmente di ottenere con questo digiuno? Forse vuoi riscoprire il piacere delle piccole cose o magari solo cercare un po' di pace. Decidi come vorresti sentirti alla fine del digiuno. Paziente, calmo, più presente? Non aspettarti miracoli subito, anzi, è bene mantenere obiettivi realistici e semplici. Non devi metterti pressione, basta seguire un piano, con chiarezza. È come andare a una festa sapendo già con chi vorrai parlare, eviti lo stress del momento.

Una volta che hai degli obiettivi chiari in mente, diventa fondamentale scegliere il giusto livello di **restrizione** per il tuo digiuno e la sua durata. Non è una gara verso chi resiste di più o fa di più. Qui stai lavorando su te stesso, ricordalo. Alcuni optano per un giorno, altri una settimana o più. La cosa importante è scegliere qualcosa che puoi gestire. Inizia con tempi corti se è la tua prima esperienza - gettati solo in un'esperienza che puoi sostenere senza sensi di colpa. Non è evitarti il mondo ma riequilibrarlo, quindi niente viene bloccato del tutto, solo ridimensionato. Questo è quello che fa la differenza, si tratta di allentare le corde, non spezzarle.

Un'altra cosa importante è preparare il tuo **ambiente**. Il digiuno da dopamina funziona meglio se predisponi le condizioni adatte. Immagina di voler ridurre il consumo di caffè ma di avere la dispensa piena di pacchetti nuovi. Ecco, è la stessa cosa. Tieni il telefono in un cassetto, elimina le app che sai ti consumano più tempo, oppure crea una nuova disposizione nello spazio dove abiti, rimuovendo ciò che ti potrebbe tentare. È come rendere meno accessibili certi snack quando vuoi dimagrire: allenti la facilità d'accesso. Se qualcosa fosse più complicato da ottenere, ci penseresti due volte, no?

Ora che hai messo a punto l'ambiente, non possiamo lasciare spazi vuoti. Quali attività alternative a bassa **stimolazione** hai intenzione di fare durante il digiuno? Chiudi gli occhi e pensaci: forse leggere quel libro che hai comprato mesi fa e mai aperto. Portare a spasso il cane nella natura. A volte è solo questione di sostituire ciò che ci attira troppo con cose semplici, che ci ancorano di più alla realtà. Non devi evitare svaghi, ma riportarli su una frequenza meno assillante. Coordinare la tua giornata in modo che ci sia meno spazio per la noia, a sua volta impedisce il ritorno a vecchie abitudini.

Infine, considera di avvicinarti a qualcuno, tipo un partner di **responsabilità**, questo potrebbe essere il tocco in più. Chi meglio di un amico può farti ritornare sui tuoi passi quando la tentazione bussa? A una cena una spalla che dice "Ti ricordi il nostro accordo?" può davvero fare la differenza! Non devi affrontare tutto da solo, ecco questo è il punto. Quell'extra controllo sociale può rendere la tua pratica di successo e aiutarti a sentirti più motivato.

Anche, cosa succede dopo che il digiuno è finito? Non voler subito rincorrere tutte le vecchie abitudini dimenticate - creare una **strategia** di rientro diventa cruciale in questo contesto. Conviene riprendere un ritmo, riavvicinarsi gradualmente alle vecchie abitudini, se proprio serve. Ma porta sempre con te la consapevolezza dei benefici del digiunare, per evitare di tornare ai vecchi disordini. Avrai modo di riconsiderare quali cose meritano un ritorno e quali no.

In Conclusione

Questo capitolo ha esplorato il concetto del "**Dopamine Fasting**", ovvero il prendersi una pausa da quelle attività che ti danno una spinta immediata alla dopamina, e ha come obiettivo aiutare il tuo cervello a riequilibrarsi e instaurare nuovi comportamenti più sani. Vediamo rapidamente i punti salienti di quello che puoi fare per mettere in pratica i concetti discussi:

La riduzione degli **stimoli** veloci serve a ricalibrare il cervello. Non sottovalutare la fama del Dopamine Fasting, perché potresti fraintenderne il significato. Ricorda che non esiste un modo unico per fare un Dopamine Fast: personalizza l'**esperienza** in base alle tue esigenze. Durante il Digital Detox, dedica il tuo tempo libero ad **attività** che non creino dipendenza. Dopo un Fast, ricominciare a gustarsi cose semplici può farti capire quante inutili **abitudini** superflue dominano la tua vita.

Alla fine, prendere consapevolmente il **controllo** della tua mente e delle tue abitudini porta a **benefici** che vanno oltre la semplice pausa. Ora tocca a te pianificare un tempo tutto per te, libero da **distrazioni** inutili, guidato da ciò che hai appreso in questo capitolo. Metti in pratica questi concetti per trovare un nuovo **equilibrio** e migliorare il benessere nella tua vita quotidiana.

Capitolo 11: Definizione degli Obiettivi e Motivazione Dopaminergica

Ti è mai capitato di sentire quel piccolo **brivido** di soddisfazione ogni volta che superi un piccolo ostacolo? So esattamente di cosa sto parlando; quel mini **traguardo** che ti accende un po' di **motivazione** in più, dandoti la voglia di continuare. In questo capitolo, esploreremo insieme come queste piccole **vittorie** non sono poi così "piccole" e quanto possano fare la differenza nella tua vita. Scopriremo perché il tuo cervello ama gli **obiettivi**... e come usarli per ottenere una spinta costante di energia e soddisfazione.

Sarà un **viaggio** emozionante! Percepisci una piccola scossa di energia quando crei un nuovo obiettivo o superi una **sfida**? Ti spiegherò come sfruttare questo "gioco mentale" per mantenere un livello di motivazione elevato e, soprattutto, come evitare quei momenti di delusione che spesso ci buttano giù. Sei pronto a scoprire come il tuo cervello possa diventare il tuo miglior **alleato** nel raggiungimento dei tuoi sogni?

La Scienza del Rilascio di Dopamina Orientato agli Obiettivi

Impostare e perseguire **obiettivi** che scatenano il rilascio di dopamina non è roba da poco. È come avere una formula che, sebbene non segreta, viene spesso sottovalutata. Senti, quando imposti un obiettivo, il tuo cervello inizia a produrre dopamina - e la felicità è ancora lontana dall'essere sentita; il bello è proprio lì nel **viaggio**. Crei uno scopo chiaro, semplice e raggiungibile, e cominci a sentire l'effetto strada facendo. Quindi, scomponi il tuo obiettivo in piccole tappe, e ogni volta che ne conquisti una, è come se ti dessero una pacca sulla spalla. Non sono molte delle tanto discusse gratificazioni istantanee che ottieni così, ma ti mantengono carico a manetta lungo il percorso.

Quanto più quotidiani sono gli obiettivi, tanto più veloce è il rilascio di **dopamina**. Si tratta di piccole cose, tipo fare la lista delle cose da fare e spuntare ciò che hai completato. Piccole vittorie collegate a motivazioni quotidiane portano a un continuo rilascio di dopamina, che alimenta il desiderio di continuare. E man mano, il tuo cervello si abitua e inizia a dipendere dalla sensazione positiva creata dagli obiettivi centrati.

Ma poi c'è un'altra cosa interessante: l'**anticipazione**. Certo, muoversi verso un obiettivo ha il suo effetto, ma l'anticipazione di quello che verrà? Questa crea una scintilla tutta sua - quell'eccitazione che sorge nel momento in cui pensi all'obiettivo finale. È una sorta di anteprima gratuita, perché il finale è ancora nel futuro ma già ti corteggia con preview mentali in miniatura.

Quando lavori giorno dopo giorno, settimana dopo settimana, rischi di gettare la spugna se perdi questa anticipazione. Ma tieni bene a mente: ogni piccolo **progresso** si porta con sé quella soddisfazione tenue quanto intima. Magari ti sfuggono, il che è un peccato, perché è proprio nel riconoscere i progressi che la dopamina ti incoraggia ad andare avanti. Anche quei piccoli scatti di entusiasmo, che assaporano l'anticipazione del fine, aiutano a mantenerti incoraggiato. Sarebbe un po' come se ti dessero una limonata rinfrescante mentre ti stai allenando: lascia un sapore che porta a desiderarne dell'altro.

È qui che entra in gioco la "Struttura degli Obiettivi Ottimizzata per la Dopamina", un concetto che va dal semplice all'efficace. Prima cosa: scrivi un **obiettivo** che sia specifico ma non troppo lontano da sembrare un miraggio. Cose come "voglio mettermi in forma entro tre mesi" non sono male, ma frammentarlo ulteriormente in "vado a correre tre volte a settimana" è molto meglio. Interpretalo come un impegno più agile: non una galera, ma un parco giochi. Gioca con modalità che sappiano darti qualche spintarella ogni volta che avanzi. Aggiungici uno senso del piacere, immagina che ogni step sia come un dolce pezzetto in un puzzle più grande. C'è chi flagella la **motivazione** con compiti giganteschi - evitalo!

Struttura il tuo cammino spartendolo in serie tappe: ciascuna ti farà ricevere una dose di dopamina, risparmiandoti l'ansia del tutto o niente. Pensaci a modo viennese: chiudi ogni fase del pezzo precedente prima di esporre una nuova melodia. L'importante sta nel rendere ogni **traguardo** qualcosa che valga la pena cantarselo sotto casa.

È roba di alchimia moderna? Quasi, ma alla fine? **Dinamica** e dinamite dell'essere umano coniugate.

Riconoscere i Piccoli Successi per Mantenere la Motivazione

A volte, nella corsa verso un grande **obiettivo**, rischi di dimenticare l'importanza dei piccoli traguardi lungo il percorso. Ma fermarti un attimo a riconoscere questi "mini-successi" può fare davvero la differenza. Non solo rinforza la tua **determinazione**, ma anche il tuo cervello inizia ad associarti sempre di più ai comportamenti produttivi grazie a una bella dose di dopamina. Quindi, sì, quando riesci a completare una parte del tuo **progetto** o quando raggiungi un traguardo intermedio, prenditi il tempo per apprezzarlo. Che sia un messaggio per te stesso o un passettino al balcone per respirare – è tutto molto valido!

Quando riconosci e festeggi i piccoli successi, in fondo stai semplicemente dicendo al tuo cervello: "Sì, continua così". È come creare un'associazione mentale positiva. Termini una certa parte del lavoro e il tuo cervello si prepara già per il prossimo passo, quasi come s'innamorasse dei risultati che stai producendo. Col tempo, rinforzare queste **abitudini** diventa naturale, e ciò che sembrava difficile o noioso in qualche modo si trasforma in motivazione interna.

D'altra parte, se non festeggi, rischi di spegnere quella scintilla. Magari non te ne rendi conto subito, ma l'effetto è davvero evidente col passare del tempo. Alla lunga, può sembrare che non ci sia progresso, e questo frena la **motivazione**. Quindi, anche quando pensi di aver ancora molta strada da fare, prendi fiato e riconosci quel pezzetto che hai già conquistato. Un piccolo trionfo, che alla fine porta a grandi risultati.

Ma come fai a creare **ricompense** che siano davvero significative? Non è solo questione di premiare ogni piccolo risultato, ma farlo in modo che non disallinei i tuoi valori e obiettivi più grandi. Capisco che potrebbe essere tentante dare un premio qualsiasi, solo per il gusto di farlo. Però pensa bene al tipo di ricompensa che scegli.

Innanzitutto, deve avere un valore specifico per te. Ad esempio, se il tuo obiettivo è mantenere uno stile di vita sano, magari ogni passo avanti può essere celebrato con un'attività fisica che ti piace o una pietanza sana speciale, invece che con una "ricompensa" che ti riporta indietro, come un pezzo di torta ipercalorica. I premi celebrano il **progresso** senza mettere in pericolo tutto ciò per cui stai lavorando? Poi, quante volte ti capiterà di scegliere una scorciatoia giusto per accontentare te stesso con la scusa della "celebrazione"?

Ok – la tentazione di scegliere un premio non così utile può sempre esserci. Però con un minimo di consapevolezza è facile definire ricompense che non solo ti facciano sentire meglio, ma diano davvero valore al tuo progresso.

E infine, passiamo al "Sistema di Ricompense Amichevole alla Dopamina". Questo è un modo per assicurarti di rimanere motivato, centrato e, soprattutto, entusiasta del percorso che stai seguendo.

Ecco come funziona:

• **Obiettivi** Ben Definiti: Dividi l'obiettivo principale in traguardi intermedi che siano concreti e a portata di mano. Così otterrai più occasioni di premiarti naturalmente, dando una spinta alla voglia di progredire.

• Ricompense Aiutanti: Ogni ricompensa deve riguardare qualcosa che ti faccia sentire meglio, sì, ma che allo stesso tempo contribuisca al tuo scopo finale. Se stai cercando una nuova abitudine, come dedicare più tempo alla lettura, una nuova selezione di libri potrebbe fare al caso tuo invece che altro vizio.

• Sistema di Routine: Associa ricompense più piccole a compiti giornalieri, e quelle più importanti agli obiettivi settimanali. Creare una routine di ricompensa sarà utile per mantenere un ritmo costante verso il **successo**.

In questo modo, trasformi una lista di compiti in una serie di piccole sfide che, una volta completate, danno la carica giusta per le prossime avventure. Di nuovo... tutto gira intorno al mantenere vivo quell'entusiasmo di crescere oltre gli stimoli che si perdono col passare del tempo.

Superare le battute d'arresto senza crolli di dopamina

È facile sentirsi abbattuto quando inciampi verso un **obiettivo**, vero? Succede a tutti - uno scivolone, uno sbaglio, qualcosa di imprevisto, e sembra subito che tutto il lavoro fatto finora abbia perso valore. Ma è proprio in questi momenti che mantenere la **motivazione** diventa cruciale. Come lo fai? Ecco un approccio pratico: invece di lasciarti sopraffare dalla frustrazione, prova a rifocalizzare la tua attenzione su come superare l'ostacolo, passo dopo passo.

Immagina una scala. Ogni gradino è un passo verso il tuo obiettivo. Ora, cosa fai quando non riesci a salire subito un gradino? Cambi l'angolo di attacco, magari torni un po' indietro per prendere più slancio... ma non smetti di salire. Lo stesso vale per la motivazione. Potresti non sentirti carico come all'inizio, ma questo non significa che è finita. Proprio qui puoi giocare d'astuzia e utilizzare piccole tattiche per ricostruire la **spinta**. A volte, basta fare un'azione anche minima. Altre volte, potrebbe essere utile semplicemente fare una pausa e ricordare il "perché" hai iniziato.

Passiamo a un altro punto: quando ti senti allo stremo e la tentazione di arrenderti prende il sopravvento, ciò che può fare la differenza è cambiare la tua **prospettiva**. Che intendo? Interpretare un fallimento non come un'uscita di strada, ma come una deviazione temporanea. Diciamocelo: le battute d'arresto succedono a chi ci prova, non a chi si ferma. E quando accadono, invece di rimuginare troppo, è utile esaminare ciò che non ha funzionato, con l'idea di imparare e adattarsi. Così fai crescere la tua "resistenza alla delusione" senza rinunciare a quel sottofondo di dopamina che ti tiene in gioco. È un **allenamento** mentale - diventerai un maestro nel vedere opportunità dove gli errori sembravano imperdonabili.

Visto? Niente crollo della dopamina. E lo dico perché, tornando all'analogia della scala, cadere non significa dover scendere fino a terra - risali subito!

Anche quando le cose si complicano e ogni progresso sembra bloccato, c'è una tecnica semplice ed efficace per tenere alta la motivazione. Lascia che te la presenti: il "Protocollo di Perseguimento di Obiettivi Resilienti". Suona complicato forse, ma non lo è affatto.

Questo protocollo lo puoi ridurre a tre passi che si applicano in ogni contesto di difficoltà: analizza, adatta, avanza. Innanzitutto, senza farti prendere dallo sconforto, prenditi un momento per valutare la situazione e capire dove esattamente si è verificato lo scivolone. Su questo puoi costruire un piano per adattare la tua **strategia** - a volte piccoli cambiamenti producono grandi risultati. E infine, continua ad avanzare, anche a piccoli passi. La **resilienza** sta proprio qui: si possono affrontare mille difficoltà, ma il segreto è sempre essere in movimento. Una battuta d'arresto non è una pietra tombale.

Quando ti alleni a vedere le difficoltà come rampa per lanciarti - invece che barriere - capisci che invertire la rotta o correggere il percorso è solo un diverso modo di andare avanti. Così metti al sicuro la tua motivazione, fermandoti solo per raccogliere **energia** e proseguire ancora meglio.

In conclusione, mentre cavalchi l'onda tra bastoni tra le ruote e piccoli trionfi, ricordati di seguire la tua scala ideale. Cambia ottica, sfrutta piccoli passi per ricaricare la tua motivazione e rispetta il protocollo - analizza, adatta, avanza. La strada per raggiungere qualcosa di importante, perfino quando è irta di ostacoli, mantiene la sua dolcezza proprio perché fatta di tentativi e riprese continue. La tua **perseveranza** sarà la chiave del tuo successo.

Esercizio Pratico: Creare un Sistema di Obiettivi Favorevole alla Dopamina

Iniziare con **obiettivi** importanti è fondamentale. Devi pensare a mete a lungo termine che siano davvero in sintonia con i tuoi valori personali. Se i tuoi obiettivi non hanno un significato profondo per te, sarà difficile che riescano a mantenere alta la tua **motivazione**. Chiediti cosa ti ispira davvero. Cosa vuoi ottenere nella vita? Magari si tratta di un lavoro che ami o della serenità familiare. Qualunque siano, questi obiettivi devono essere la tua guida, la stella polare che orienta tutte le altre piccole decisioni e azioni quotidiane.

Attenzione però: non basta avere grandi sogni se poi ti trovi paralizzato dal pensiero di non sapere da dove partire. Ed è qui che il secondo passo diventa fondamentale.

Dopo aver deciso quali sono i tuoi obiettivi principali, è il momento di scomporli in **traguardi** più piccoli e facilmente misurabili. Devi fare come quando affronti un viaggio molto lungo—può sembrare impossibile, ma se lo suddividi in tappe, è più facile arrivare alla destinazione. Chiediti: quali sono le tappe che ti porteranno al raggiungimento di questo grande obiettivo? Ad esempio, se il tuo obiettivo è scrivere un libro, un piccolo traguardo potrebbe essere quello di scrivere un capitolo al mese. Oppure, se vuoi migliorare la tua forma fisica, puoi suddividere l'obiettivo in traguardi settimanali di allenamento. Metti a fuoco questi piccoli traguardi e ne uscirai più forte e motivato.

A questo punto, hai segmentato bene i tuoi obiettivi, ma come fissare delle tappe temporali per mantenerti sulla giusta strada? Ed ecco il terzo passo. Ogni traguardo deve avere una **scadenza** precisa. Stabilisci tempi ragionevoli e sii specifico. Evita di lasciare spazio a interpretazioni vaghe; evita frasi come "scrivere di più." Meglio: "completare un paragrafo entro mercoledì." Questa chiarezza spianerà la strada, renderà il percorso meno tortuoso e ti darà quella piccola spinta in più tacitamente richiesta dalla dopamina; dopo tutto, si fa tanto per evitare brutti scontri!

E ora rendi tutto più concreto. Il quarto passo è creare una rappresentazione **visiva** della progressione. Vuoi toglierci di mezzo la noia e accendere un pochino di entusiasmo? Pensa a una tabella o un diagramma fatto su misura, appendilo in un posto dove lo puoi vedere ogni giorno. Ogni esito positivo che segni sarà come dare un piccolo festeggiamento alla mente. Non è solo motivante; è una concretizzazione. Il cervello visualizza meglio i progressi quando vede "toccare con mano" anche se è solo su carta.

Ma non basta vedere una bella grafica, bisogna anche tenere traccia dei risultati. Ecco come sarà possibile farlo. Stabilire un sistema che monitori i **progressi** è il nostro quinto passo. Potrebbe essere un semplice diario, un'applicazione sul cellulare, o anche un foglio Excel. L'importante è che tu aggiorni regolarmente. Tener d'occhio i risultati significa prendersene cura, valorizzarli come meritano anche i più piccoli traguardi devono brillare ai tuoi occhi, altrimenti come potrai percepire di aver dato il massimo?

E niente ci batte quando il giusto incentivo viene a ricaricarci. Sesto step: progettare **ricompense** appropriate per ogni traguardo raggiunto. Pensa a piccoli premi legati ai tuoi interessi personali. Magari un'uscita al tuo ristorante preferito, una serata relax, o qualcosa di più tecnico come acquistare un libro che desideri da tempo. La strategia dietro questi piccoli "festeggiamenti" rappresenta uno strumento potentissimo per continuare a mantenere i livelli di energia alta.

Infine, ma non di certo meno importante, parliamo di dare continuità al tutto con **controlli** regolari. Perché, alla fine, il percorso lo determini con una cadenza costante che ribatte il passo scandito dai tuoi traguardi. Controlla con regolarità i tuoi progressi: hai raggiunto i tuoi traguardi? Sei grandiosamente allineato con ciò che hai pianificato? Fai i giusti aggiustamenti se dovessi male interpretare una tappa del viaggio. Ricorda: gli obiettivi sono flessibili e, talvolta, devono adattarsi alle circostanze. Non è mai troppo tardi per fare cambiamenti intelligenti.

Quindi, vedi come tutto si riconnette? Dai grandi sogni alle piccole celebrazioni, questo piano favorisce non solo l'azione ma l'intero sistema biochimico che ti porterà a vivere una dopaminica sensazione di **progresso**... e di equilibrio.

In Conclusione

In questo capitolo, abbiamo esplorato come il **cervello** rilascia dopamina ogni volta che ti poni un **obiettivo** e lavori per raggiungerlo. È incredibile scoprire come piccoli gesti, come il semplice fatto di pianificare un traguardo, possano **motivarti** profondamente grazie a questo neurotrasmettitore.

Hai visto come la dopamina sia legata alla **motivazione** e al raggiungimento di obiettivi. Hai capito l'importanza di dividere grandi **traguardi** in passi più piccoli e gestibili. Hai scoperto il potere dei "piccoli successi" nel mantenere alta la spinta durante il percorso. Inoltre, hai imparato **strategie** per superare gli ostacoli senza perdere la motivazione e un metodo pratico per creare e mantenere un **sistema** di obiettivi a misura di dopamina.

Ora che hai appreso queste informazioni preziose, è il momento di metterle in pratica. Ricordati: ogni piccolo passo che fai verso ciò che **desideri** ti porterà una carica di dopamina e tanta motivazione per proseguire! Buona fortuna nei prossimi capitoli della tua avventura.

Capitolo 12: Creatività e Flusso di Dopamina

Hai mai pensato che il modo in cui usi la tua **creatività** potrebbe davvero darti una spinta? Neanche io, all'inizio. Ma poi ho scoperto qualcosa di affascinante: c'è un legame tra il nostro stato creativo e la produzione di **dopamina** nel cervello. Non sto parlando solo di "sentirti bene," come dopo aver finito di dipingere un quadro o scritto una pagina perfetta. Parlo di un intero modo di vivere, dove la creatività ha un ruolo centrale nel tuo **benessere**, come una specie di carburante per la mente.

In questo capitolo, esplorerai insieme a me come l'atto **creativo**, piccolo o grande che sia, possa mantenerti in **equilibrio**. E come può addirittura aiutarti a risolvere **problemi** con meno stress. Sei curioso? Beh, dovresti esserlo, perché quello che scoprirai qui potrebbe cambiarti le **giornate**... a cominciare dalla prossima!

Vedrai come la tua mente reagisce quando ti immergi in attività creative, e come questo possa influenzare positivamente il tuo umore e la tua **produttività**. Non si tratta solo di arte nel senso tradizionale del termine, ma di qualsiasi forma di espressione che ti permetta di liberare la tua immaginazione.

Quindi, preparati a scoprire come la creatività può diventare il tuo alleato quotidiano per una vita più appagante e dinamica. Chi lo sa, potresti persino trovare nuovi modi per esprimere te stesso che non avevi mai considerato prima!

Il Legame tra Creatività e Dopamina

Quando si parla di **creatività**, ti viene subito in mente l'ispirazione che sembra comparire dal nulla. Ma hai mai pensato che, dietro a tutto ciò, c'è qualcosa di molto più concreto, come il tuo cervello che sprigiona un po' di **dopamina**? Ecco il punto principale: la dopamina gioca un ruolo chiave nel modo in cui il tuo cervello si avvicina al pensiero creativo e alla risoluzione dei problemi. Questa sostanza chimica naturale, nota per la sua capacità di farti sentire bene, è strettamente legata anche a come riesci a mettere insieme idee nuove e trovare soluzioni a situazioni complicate. Quando il tuo cervello rilascia dopamina, non solo ti senti più **motivato**, ma il tuo cervello è anche più aperto a pensare in modo creativo. In poche parole, puoi dire che funziona come una specie di accensione che accende l'ingegno e l'**immaginazione**.

Tieni presente un'idea semplice: quando la dopamina aumenta, la tua capacità di vedere soluzioni ai problemi fa un balzo in avanti. In quei momenti in cui ti sembra impossibile sistemare un grattacapo complesso, spesso è la dopamina che ti aiuta a fare un passo indietro e guardare le cose con una nuova prospettiva. Anche le ricerche scientifiche supportano questa teoria. Studi hanno dimostrato che l'aumento dei livelli di dopamina è collegato direttamente ad una maggiore capacità di risolvere **problemi**, soprattutto quelli che richiedono un modo di pensare "fuori dagli schemi". Sai quei momenti di "lampadina" che ogni tanto ti arrivano? È proprio la dopamina che ti dà la spinta. E non serve sempre aspettarsi una rivelazione improvvisa, perché a volte sono le piccole intuizioni o i passaggi graduali che fanno la differenza.

Ma passiamo a un altro aspetto interessante: il ruolo della dopamina nel **pensiero divergente** e nella generazione di idee creative. Quando parliamo di pensiero divergente ci riferiamo a quel processo mentale che ti permette di trovare molteplici risposte a una singola domanda o problema. È quella forma di pensiero che non segue una linea retta, ma piuttosto si espande in tutte le direzioni. La dopamina, in questo contesto, agisce come una specie di benzina, spingendo il tuo cervello ad aprirsi e a esplorare nuove possibilità. Quando i livelli di dopamina sono alti, ti senti più propenso a sperimentare, a prendere rischi creativi e a liberarti dai limiti del pensiero convenzionale. Questo potenziamento naturale rende più facile collegare idee diverse e creare concetti **innovativi** che altrimenti potrebbero rimanere sepolti nella tua mente. Riesci a vedere come tutto combaci? La dopamina non solo incoraggia il pensiero poco ortodosso, ma ti aiuta anche a spianare la strada per nuove possibilità, creando un terreno fertile per la creatività.

Per completare il quadro, è utile vedere come si potrebbe mappare questa sinergia tra dopamina e creatività. Immagina una "Mappa della Sinergia Creatività-Dopamina". Da una parte c'è la dopamina, che si comporta come un motore che alimenta determinati processi nel tuo cervello. Dall'altra c'è la creatività, che funge da veicolo per esplorare nuovi territori mentali. In mezzo c'è la serie di processi mentali che legano queste due forze: la risoluzione dei problemi, la divergenza del pensiero e la generazione di nuove idee. Questo allineamento, secondo studi e osservazioni, crea condizioni ideali per il pensiero originale e l'**innovazione**. Quindi c'è un ciclo che si forma: più sei creativo, più il tuo cervello riceve dopamina, più ti senti capace e motivato a continuare sulla strada creativa.

Con questa chiave di lettura, il legame tra dopamina e creatività non ti sembrerà più un mistero. Al contrario, può diventare uno degli strumenti più potenti a tua disposizione per incrementare il tuo pensiero creativo e affrontare le sfide mentali con maggiore efficacia.

Impegnarsi in Attività Creative per l'Equilibrio della Dopamina

L'idea di impegnarsi in attività creative non riguarda solo tirare fuori l'artista dentro di te. C'è molto di più sotto la superficie. Quando ti immergi in un'attività **creativa** – che sia disegnare, scrivere una poesia, o persino impastare il pane – stai in realtà stimolando il rilascio naturale della **dopamina** nel cervello. Questa sostanza chimica è fondamentale per farti sentire motivato, felice e mentalmente equilibrato.

Prendi per esempio la pittura. Non importa se sei un principiante assoluto o un maestro con il pennello in mano. Il semplice atto di trasferire idee dalla mente alla tela può portarti una soddisfazione immediata. Ma c'è di più: è probabile che, durante o dopo l'attività, il tuo cervello rilasci una bella dose di dopamina. Questo può far sì che ti senta più soddisfatto e **motivato**, inducendo quello che si potrebbe chiamare un effetto "auto-rinforzante": più crei, meglio ti senti.

Non solo la pittura, ma persino cose come fare collage, modellare l'argilla, o creare fotomontaggi possono dare una spinta a quella preziosa dopamina. Forse non ci pensi molto quando ritagli vecchie riviste e sistemi le immagini su un pezzo di carta, ma mentre lo fai, ti stai connettendo in maniera profonda con il tuo lato creativo – e al tempo stesso, stai facendo il pieno di **benessere**.

Questo vantaggio non è un evento sporadico; il bello è che praticando regolarmente tali attività, puoi effettivamente rendere il flusso di dopamina più stabile nel tempo. Quando mantieni costante un'abitudine creativa, stai stabilendo una sorta di "resilienza chimica" nel cervello. Spesso non ci fai caso, ma il punto è che la dopamina non solo ti regala un'immediatezza di buonumore – ti aiuta anche con la chiarezza mentale. Mantenere elevate riserve di questa chimica col tempo migliora la tua capacità di far fronte a **sfide** e ad alti e bassi della vita quotidiana senza buttarti giù.

Creare routine artistiche quindi è una sorta di piccolo investimento nel tuo benessere. Non stai solo modellando argilla o agitando una matita – in realtà stai cementando dentro di te un tipo di **forza** interiore difficilissimo da costruire con altri mezzi.

Ma non basta solo parlare del perché, ha senso pensare a *cosa* potresti voler fare. Ti propongo un "Menu di Attività Creative per Aumentare la Dopamina," da tenere in considerazione la prossima volta che senti il bisogno di una ricarica positiva.

Menu di Attività Creative per Aumentare la Dopamina

- **Pittura**: Pennelli, colori e una tela – basta davvero poco per iniziare. E non preoccuparti, non c'è giusto o sbagliato. Stai solo sperimentando.
- **Scrittura** Creativa: Componi una storia breve, una poesia, o persino inizia un diario. La cosa più importante è lasciare la penna fluire liberamente.
- Musica: Prendi uno strumento o canta semplicemente la tua canzone preferita. Divertiti con suoni e ritmi.
- Fotografia: Esci con una fotocamera (o il tuo telefono) e cattura il mondo in quadri personali.
- Cucito o Maglieria: Infilare le dita nel creare tessuti: un'attività manuale deliziosamente dopante (oltre che terapeutica).
- Cottura o Preparazione del Cibo: Gioca con ingredienti per creare qualcosa di delizioso. Rendila tua e non vergognarti mai se l'equilibrio tra sapori o forme non è "perfetto" – ché l'imperfezione è poetica!

Incorporare queste attività nella tua routine giornaliera o settimanale potrebbe riservarti piacevoli sorprese. Noterai presto come anche piccoli momenti trascorsi in una di queste occupazioni potranno migliorare notevolmente il tuo umore, e manco te ne accorgerai che sarai già lì, a bramare il prossimo colpo di pennello, il prossimo rigo scritto, aspettando quella piacevole, delicata ondata di **benessere**.

Sembra chiaro che la chiave stia davvero nella **continuità**. E quindi – che ti venga la voglia di fare un disegno abbozzato con penne Bic o suonare una bizzarra melodia alla chitarra – non importa davvero il livello di finitura. L'obiettivo è semplice: farlo. Raggiungere questo stato di flusso regolarmente è come annaffiare una pianta: nutri la tua anima, e con invariabile tempo e dedizione saprai raccoglierne i frutti, creativi o no che essi siano.

La Risoluzione dei Problemi come Stimolatore di Dopamina

Sai quando affronti un compito **complicato**, uno di quelli che ti fa scoppiare la testa e ti porta sull'orlo della disperazione? Sì, proprio uno di quelli che ti fanno sentire come se avessi scalato una montagna quando finalmente lo risolvi. Ecco, quegli stessi momenti sono un potente carburante per la **dopamina**. Quando ti metti a risolvere problemi complessi, il tuo cervello fa qualcosa di magico. Rilascia dopamina! Questo è perché il nostro cervello ama la **sfida** e ogni volta che riesci a capire qualcosa di difficile, ricompensa sé stesso, ricompensa te. La dopamina è come il sistema di ricompensa del cervello, che ti incita a ripetere l'azione per continuare a ottenere quella soddisfazione.

Quindi, impegnarsi in questi compiti è benefico, non solo perché solletica l'orgoglio, ma perché ti dà una dose di dopamina tutta naturale. Lavorare su **rompicapi**, o risolvere equazioni complesse, non stimola solo una parte del cervello, ma aumenta anche la tua capacità di concentrarti e migliorare la tua memoria. Questo perché l'esposizione a situazioni difficili crea un ciclo continuo di sforzo e ricompensa. Alla fine, mano a mano che vinci sfide complesse, il tuo cervello diventa sempre più bravo a produrre dopamina, con effetti positivi a lungo termine sulla tua salute mentale.

Passiamo ora a un altro pezzo del puzzle: il valore di cercare **sfide intellettuali** per mantenere il cervello giovane e sveglio. Sì, perché non si tratta solo di risolvere problemi, bisogna anche voler affrontare queste sfide volontariamente. È una scossa. Ogni volta che ti immergi coscientemente in attività che richiedono la mente, come leggere libri difficili, risolvere cruciverba complicati o imparare qualcosa di completamente nuovo, stai costruendo basi forti per la tua salute cognitiva.

L'aspetto affascinante qui è che tutto ciò aiuta a regolare l'**umore**—che è chiaramente collegato ai livelli di dopamina—quindi stai anche lavorando su come percepisci il mondo. Passare qualche ora al giorno a pensare intensamente può sembrare stancante, ma in realtà è come un allenamento per il tuo cervello. In fondo, sentire quello strano ma appagante "clic" mentale è ciò che garantirà al tuo cervello di restare reattivo e brillante. E in modo molto importante migliorerà il modo in cui vivi la tua giornata, rilasciando dopamina che funge da bilancio, alimentando quel lieve sorriso che porti dopo aver risolto un bel problema.

Ora vediamo in pratica cosa puoi fare per metterti alla prova e goderti i frutti dopaminici di un buon "sgrana cervello". È qui che l'idea del **Framework** di Risoluzione dei Problemi Guidato dalla Dopamina entra in gioco. Pensa a questo come a una specie di programma di esercizi mentali che ti permetteranno di sentirti produttivo e motivato lungo il percorso. Ecco alcuni suggerimenti:

• Inizia con qualcosa di piccolo: Mettiti subito alla prova, ma imponiti piccoli obiettivi risolvibili. Potrebbe trattarsi di un quiz, di una piccola questione da risolvere, o di qualcosa per mostrare alla tua mente che sei capace.

• Cerca un problema che ti fa paura: Aumenta gradualmente l'intensità dei compiti e affronta qualcosa che, onestamente, temi. Potrebbe essere qualcosa come la risoluzione di un problema matematico o un rompicapo complesso.

• Trattalo come un **allenamento**: Così come il corpo ha bisogno di un allenamento, il cervello ha bisogno dello stesso tipo di attenzione e cura. Fai pratica, ripeti e torna spesso su ciò che ti riesce difficile.

• Premiati: Non solo con la dopamina naturale, assegna a te stesso piccole ricompense.

Concluso tutto questo, non sarai solo migliorato nel problem solving, ma avrai regolato la tua dopamina e avrai una nuova mentalità, pronta per affrontare tutto il resto.

Il Ruolo del Gioco nella Regolazione della Dopamina

Parliamo del fatto che **giocare** non è solo roba da bambini. Tu, da adulto, se integri attività ludiche nella tua routine, benefici di un'importante spinta alla **dopamina**. Non ci crederai, ma il semplice fatto di perdere tempo in un rompighiaccio con i colleghi, risolvere un enigma sfidante o darci dentro in un match di ping-pong può far sì che il tuo cervello rilasci dopamina. Questo rilascio non solo migliora il tuo **umore**, ma accende anche un fuoco di vitalità che ti fa sentire più **energico** e reattivo. Hai presente quelle giornate in cui fai qualcosa di divertente e dopo ti senti come se ti avessero ricaricato le batterie? Beh, è proprio la dopamina che balla dentro di te.

Tutte quelle piccole attività giocose servono ad alimentare il tuo cervello, mantenendo vivo quel meraviglioso ciclo di stimoli e **ricompense**. La sensazione di successo che provi risolvendo un puzzle o tornando vincitore da una partita serve a correggere non solo il tuo stato attuale di malumore o stress, ma apre anche la porta a un miglioramento a lungo termine del tuo umore. Anche quando non c'è un vero obiettivo o una ricompensa tangibile, quel feeling di appagamento – grazie alla dopamina – rende tutto più dolce. Basta pensare a quanto ti riesci a sentire soddisfatto dopo esserti preso due minuti per rilassarti con un videogame o un gioco di carte.

Eppure sei spesso così preso dalle preoccupazioni da adulto, indaffarato tra lavoro e responsabilità, che ti è difficile lasciare spazio al gioco nella tua vita. Ma se ti dicessi che in realtà potresti esserci in maniera più incisiva e positiva se solo ti concedessi di giocare un po' di più? La verità è che il gioco non strutturato ha un impatto fenomenale sui tuoi sistemi di ricompensa cerebrale. Lasciarti andare ogni tanto fa solo bene.

Il problema è che, diventando "grande", perdi la consapevolezza – o la sensazione di legittimità – di giocare. Come se fosse proibito alzarti dalla scrivania per qualche minuto e mettere alla prova le tue abilità a nascondino con colleghi o amici. Ma giocare, anche da adulto, è essenziale per mantenere l'equilibrio giusto dei livelli di dopamina. Si tratta di piccoli atti di riequilibrio della vita che la indirizzano verso una stratificazione di **benessere**.

Ora pensala così: cosa sarebbe per te il gioco? Il concetto magari ha bisogno di essere rielaborato e integrato nella quotidianità. Qui arriva la "Prescrizione di Gioco per Adulti". Potrebbe sembrare strano dover ricordare alle persone di giocare, ma proverò a darti un'idea per farla semplice e pratica.

Vuoi rilassarti un po' e dare un boost alla tua dopamina? Prova queste piccole strategie:

• **Sfida** te stesso. Scegli qualcosa di piacevole e stimolante, che sia un nuovo Sudoku, una missione in un gioco di avventura o una caccia al tesoro in giardino. Imposta un piccolo obiettivo – e poi vedi quanto sarai felice di raggiungerlo.

• Ti piace dipingere o disegnare? Accidenti, fallo! Senza alcun tema particolare, disegna tutto ciò che ti passa per la testa. Questo specchio di libertà ridurrà i tuoi ormoni dello stress mentre avvia il flusso di dopamina.

• Partecipa a un gioco di squadra. Non solo libera endorfine, ma incoraggia anche quell'interazione flessibile che pone le basi per una condizione mentale bilanciata.

Benché potrebbe sembrarti una grande idea o sciocco ricordarlo, dare al gioco la dignità che merita nella tua vita adulta può realmente fare la differenza. La tua **armonia** mentale ne trarrà così tanto vantaggio che ne prevedrai subito gli effetti gioviali anche su altre attività del tuo giorno.

Esercizio Pratico: Integrare la Creatività nella Vita Quotidiana

Per iniziare davvero a integrare la **creatività** nella tua vita quotidiana, devi farti una domanda semplice: "In quali modi stai già esprimendo la tua creatività?" È come fare l'inventario delle tue abitudini artistiche. Fai una piccola lista, annotando le attività che risvegliano in te quella scintilla creativa. Dipingi di tanto in tanto? Suoni uno strumento? Scrivi? Spesso ci si accontenta delle abitudini già consolidate, senza esplorare nuove strade. Ma qui, il vero gioco è capire dove puoi ancora espanderti e prendere nuovi sentieri. Non si tratta solo di restare fedele a ciò che già fai... è questione di avere il **coraggio** di estendere la tua fantasia a territori inesplorati.

Identifica le aree dove c'è spazio per crescita, o magari dove non hai mai provato a sviluppare la tua vena creativa. Quindi, pensa: c'è qualcosa che hai sempre voluto provare ma non ci sei mai riuscito? Non sei mai troppo stanco, annoiato o pigro per aggiungere qualcosa di nuovo nella routine esistente. Una volta che hai chiarito cosa ti fa **brillare** gli occhi, diventa più facile intraprendere una nuova strada.

Cambiando leggermente direzione, una volta identificate le attività esistenti, arriva il momento di aggiungere qualcosa di nuovo nel mix. Questa è la parte in cui ci si diverte davvero: scegli una nuova attività creativa da esplorare ogni settimana. Non serve stare in cucina a inventare oggetti di bricolage, puoi anche prendere quel vecchio ukulele che prendeva polvere da anni o smontare la BMX nel garage per customizzarla.

Se ci pensi bene, l'importante è variare, mixare le carte, provare qualcosa di diverso. Alla fine, ogni settimana può essere vista come una piccola iniezione di nuova **energia** nel tuo sistema creativo. Portare in giro quell'emozione di 'nuovo' è come aprire le porte ai campi a perdita d'occhio pieni di nuove opportunità. E poi, perché non fissarti piccoli obiettivi? Potrebbe trattarsi di integrare nuove curve a quella vecchia melodia o magari realizzare un semplice video dal sapore retrò.

Questo ci porta dritti alla parte più difficile: trovare il **tempo**. Ma sai cosa? Basta volerlo. Occupa direttamente un buco nel programma giornaliero e dedicaglielo a questa nuova sapienza. Non lasciare che gli impegni quotidiani "prendano il meglio di te". Di' ok, stacco a quell'ora, mi prendo mezz'ora, quaranta minuti di 'libertà creativa'.

Fatto ciò, dovresti scoprire un po' dello spirito dell'organizzazione. Crea uno **spazio** fisico che sia solo tuo o in cui ti senti a casa per lasciar fluire le idee. Nella tua stanza o in ufficio, per esempio. L'importante è avere un luogo solo per la creatività. "L'angolo della creatività". Serve per lasciare sempre aperta quella piccola finestrella mentale; uno spazio tuo, che ti invita a perderti un po'. Pochi passi dentro di te per trovare quel 'te creativo'. Tira fuori il vecchio cavalletto da pittore oppure organizza una piccola scrivania dai colori accesi e ben illuminata. Niente funziona meglio che trovare, appena rientri, una boccata d'aria lieve e fresca visiva.

Dove tieni tutte queste splendide idee che nascono un giorno sì e uno no? Avere un **taccuino**, sì, uno a portata di mano per annotare tutto. Anche un'app sullo smartphone potrebbe bastare, per non avere scuse e non lasciarsi scivolare via l'ultima grande illuminazione che hai avuto sotto la doccia. Avere uno storico delle tue intuizioni e sogni irrealizzati, anche se sembra banale, diventerà una mappa immensa di come piano piano stai costruendo la tua personale casa delle idee.

L'ultimo passo? Mettiti alla prova con tutto questo. Piccole, grandi **sfide** creative regolari che ti spingono oltre il convenzionale, cercando di fare una cosa che ti pare impossibile o difficile. È miracoloso quanto scoprirai di te. Dai il massimo, prova a superare i tuoi limiti e guarda che il risultato sarà veramente sorprendente.

Una volta che avrai finito ognuno di questi passi, siediti e pensa a come ti senti. Hai notato quell'aumento del buonumore, quella carica alla motivazione che ti intriga fare? Annota anche questo. Stai riportando la bellezza del creare in ogni angolo della tua vita. E vedrai che quella strisciante dopamina sarà il motore di tutto, ça va sans dire – non devono essere, diciamo, ruspe pesanti con Live costante alla radio. No, stanne certo, sarà un dolce ciondolo di gioia.

In Conclusione

In questo capitolo, abbiamo **scoperto** quanto sia importante il ruolo della **dopamina** nel sostenere la **creatività** e favorire un buon equilibrio mentale. Hai visto quali attività ti possono aiutare a stimolare positivamente la produzione di dopamina, sia mettendo in pratica le tue abilità creative che attraverso giochi e **sfide** intellettuali.

In questo capitolo hai trovato come la dopamina influenzi la capacità di pensiero creativo e la risoluzione di problemi, l'importanza delle attività creative per il giusto equilibrio della dopamina nel cervello, l'efficacia della risoluzione di problemi complessi per migliorare il funzionamento della dopamina, quanto siano utili le attività ludiche per regolare la dopamina e mantenere il buon umore, e una guida pratica per integrare la creatività nella tua vita quotidiana.

Chiudendo questo capitolo, ricorda l'importanza di dare **spazio** alla tua creatività ogni giorno, **sperimentando** e divertendoti. Le **abitudini** creative non solo migliorano la tua giornata, ma rinforzano il tuo stato d'animo e la tua **motivazione** per continuare a imparare e crescere. Metti in pratica quanto appreso, perché solo così manterrai vivo e costante il flusso salutare della dopamina!

Capitolo 13: Mantenere l'Equilibrio della Dopamina a Lungo Termine

Hai mai notato come le nostre vite siano spesso come una corsa? Non importa quanto tu **corra** veloce o lontano, arrivi a un punto in cui l'**eccitazione** svanisce – come se la tua mente stesse bruciando pian piano qualsiasi **scintilla** fosse rimasta. Io stesso ho scoperto quanto sia facile cadere in una sorta di **stasi**, dove non importa cosa tu faccia, sembra che mantenga le cose ferme invece di spostarle avanti.

Ma se ti dicessi che questo capitolo può aiutarti a evitare di essere **bloccato** in questa sensazione? Impara a creare **abitudini** che non solo mantengono stabili i tuoi livelli di dopamina, ma li rendono resilienti di fronte ai cambiamenti della vita. Non dovrai scalare vertiginosi picchi per trovare l'**illuminazione**; c'è una strada dolce e studiata per te. E sai cosa? Posso garantirti che non sentirai più quella stasi. 😎

Questo capitolo ti guiderà attraverso strategie pratiche per mantenere un **equilibrio** duraturo della dopamina. Scoprirai come creare routine che nutrono il tuo cervello senza farlo andare in overdose. Imparerai a riconoscere i segnali del tuo corpo e a rispondere in modo sano, evitando le montagne russe emotive che spesso accompagnano gli alti e bassi della dopamina.

Non si tratta di eliminare completamente il piacere dalla tua vita, ma di trovare un modo sostenibile per goderti le cose senza esaurire le tue risorse mentali. Pensa a questo processo come a una danza delicata: a volte farai un passo avanti, altre volte indietro, ma sempre con grazia e consapevolezza.

Preparati a scoprire come puoi trasformare la tua vita quotidiana in un'esperienza più ricca e appagante, senza dover sempre cercare la prossima grande emozione. Con le giuste tecniche, potrai mantenere un flusso costante di motivazione e soddisfazione, rendendo ogni giorno un'opportunità per crescere e prosperare.

Stabilire Abitudini Salutari per Livelli di Dopamina Costanti

C'è una cosa importante da capire quando si tratta di mantenere la dopamina in equilibrio. I tuoi **ritmi** quotidiani, quelle piccole azioni ripetute, possono fare una gran differenza sulla regolazione dell'umore e dell'energia. Ma non si tratta solo di fare qualcosa una tantum; è più una questione di **costanza**. Di creare routine che, in modo naturale, aiutino il tuo corpo a mantenere livelli di dopamina né troppo alti, né troppo bassi.

Va detto subito: le abitudini non sono solo azioni ripetute, sono pratiche quotidiane che creano una base solida per la tua salute mentale. Quando la dopamina, il cosiddetto "ormone della felicità", è in **equilibrio**, ti senti motivato, sereno e sopraffatto da minor stress. È quello che cerchi nella vita di tutti i giorni. Quindi, la chiave sta nel costruire delle routine equilibrate che coinvolgano attività fisica, **alimentazione**, sonno di qualità e pratiche di gestione dello stress. Prendi l'attività fisica: anche una camminata di trenta minuti al giorno o fare yoga può cambiare la tua chimica interna, mantenendo le oscillazioni di dopamina sotto controllo.

Passando ad altro, il bello è che queste abitudini non devono essere complesse. Pensa a qualcosa che sia facile... che renda piacevole sostenere la dopamina nel tempo. Un esempio? Semplicemente svegliarti alla stessa ora ogni giorno. L'orologio interno del tuo corpo, che in fondo è anche lui regolato dalla dopamina, amerà la costanza. Farà in modo che ti svegli carico di energia e **motivazione**.

Cambiando punto, lo stile di vita che costruisci è come l'equilibrio su una corda; i tuoi piccoli passi quotidiani determinano se riuscirai a camminare dritto o se perderai l'equilibrio. Ma non si parla solo di rimanere concentrato e attivo, anche il riposo e il recupero sono vitali. Questo significa fare attenzione alla qualità del **sonno**, ridurre lo stress e integrare tecniche di rilassamento come la meditazione. Ah, la meditazione! Avresti mai detto che anche quindici minuti di silenzio possono cambiare la tua vita energetica e mentale?

Ora, vediamo un po' la questione pratica: un rituale quotidiano per mantenere la dopamina stabile. Nulla di complicato. È più qualcosa di semplice che continui a ripetere. Per esempio:

• Al mattino: Appena sveglio, prenditi qualche minuto per fare un estiramento delicato, magari visualizzando la giornata che inizia. Regalati qualche attimo per respirare profondamente, far entrare aria fresca e far uscire le tensioni.

• Durante la giornata: Fai delle pause regolari se lavori o studi per parecchie ore. Esci all'aperto. L'esposizione alla luce naturale è fondamentale, davvero vitale per non cadere in quella sensazione di "afflosciamento". E magari metti in pratica anche piccoli trucchi, tipo prediligere un'alimentazione leggera e bilanciata per evitare picchi glicemici che possono influenzare la tua dopamina.

• Alla sera: Imposta un **rituale** serale. Cerca di spegnere gli schermi almeno un paio d'ore prima di andare a letto. Prenditi un libro, fai una tisana, rilassati. Creando quest'abitudine, comunichi al tuo corpo che è ora di riposarsi, permettendo alla dopamina di regolarsi da sola per il giorno dopo.

In breve: stabilire abitudini sane per mantenere i livelli di dopamina costanti non solo ti aiuta a sentirti meglio nel presente, ma costruisce anche la base per un **equilibrio** a lungo termine. Non è difficile, se cominci cercando di trattare ogni piccolo rituale come un dono a te stesso.

Adattare le Strategie al Cambiamento della Vita

Cambiare fasi nella vita è un po' come percorrere una strada non sempre lineare. Ci sono tratti rettilinei, curve improvvise e qualche volta collinette che proprio non ti aspettavi. Per mantenere l'**equilibrio** della dopamina, soprattutto a lungo termine, devi essere in grado di adattarti a queste variazioni. È importante che ti renda conto che le strategie che funzionavano bene in un periodo potrebbero non essere altrettanto efficaci in un altro. Magari una particolare routine funzionava come un orologio, ma poi, col tempo, ti accorgi che qualcosa inizia a incepparsi. È qui che entra in gioco la **flessibilità** nelle pratiche di regolazione della dopamina.

Un esempio? Immagina di trovarti a cambiare lavoro o a spostarti in un'altra città. Cambia quasi tutto. Allora, potrebbe essere necessario ridefinire come e quando inserire quelle piccole abitudini che ti aiutano a regolare i livelli di dopamina. Per esempio, ossigenarti ogni giorno con una passeggiata al parco, che era facile nel vecchio quartiere, potrebbe diventare una sfida nel nuovo, dove il verde scarseggia. Dovrai magari esplorare altri spazi o sostituire quella passeggiata con una differente forma di **esercizio** fisico. Il punto è che l'adattabilità diventa essenziale quando la vita cambia, perché situazioni nuove richiedono soluzioni nuove.

Inoltre, è importantissimo che tu veda i segnali che indicano quando le strategie attuali iniziano a perdere efficacia. Forse noti che, nonostante continui a seguire una certa pratica, la tua energia cala, l'entusiasmo svanisce o fatichi a regolare lo stress. A volte ci si impunta sull'idea che, "se ha funzionato prima, deve funzionare ancora". Ma in realtà, non sempre vale. Ogni nuova fase può presentare esigenze diverse, situazioni diverse, quindi ci vuole intuito e capacità d'osservazione per capire quando è ora di aggiustare il tiro. Pensa alla tua condizione come un **incantesimo** sempre da perfezionare—non esiste una soluzione fissa e permanente.

Ecco perché nasce il "Piano di Flessibilità delle Strategie per la Dopamina". Niente paura, non è nulla di complicato. Vuole solo darti un approccio flessibile e adattabile che puoi utilizzare ogni volta che la vita cambia. Partiamo dalle basi: osserva ciò che funziona. Parti osservando cosa ha sempre funzionato per te e annota, mentalmente o su carta, ciò che ti sembra meno efficace adesso rispetto a prima. È necessario un aggiustamento leggero? Un cambio radicale? O forse vuoi semplicemente fare una piccola prova temporanea per vedere se funziona?

Quando avrai un quadro più chiaro, sii **creativo**. Inserisci nuove tecniche o mixa quelle vecchie. Potresti, ad esempio, riorganizzare la routine quotidiana per concentrarti direttamente su quelle attività che stimolano più intensamente il rilascio di dopamina in quel particolare momento. Se l'idea di meditare 20 minuti di fila ti inizia a pesare, opta per sessioni di 5 minuti ma distribuite in diversi momenti della giornata. È interessante sperimentare piccole novità che possano sostituire o rinvigorire le vecchie abitudini.

In questo modo, quel "Piano di Flessibilità delle Strategie per la Dopamina", non diventa altro che un modo **intelligente** per (ri)trovare equilibrio nei momenti di **transizione**. Prendi ogni fase nuova della vita come un'opportunità per rimodellare le tue strategie, assicurandoti che siano sempre in sintonia con i nuovi bisogni e contesti. Perché l'**equilibrio** non è statico: si evolve, cambia, proprio come te.

Superare i Plateau nella Regolazione della Dopamina

A un certo punto nel tuo **percorso** per mantenere l'equilibrio della dopamina, ti troverai di fronte a delle sfide. Tirerai il fiato. È come se improvvisamente ti fossi bloccato, senza più la spinta necessaria per andare avanti, nonostante ti sia impegnato a percorrere quella strada con così tanta energia. Ho notato che queste pause, o plateaux, sono comuni e possono essere decisamente disarmanti.

Uno dei motivi per cui succede è che, dopo un po', il tuo cervello si abitua a nuovi livelli di dopamina e ferma la sua euforia iniziale. E qui è dove si fa davvero difficile. Non basta più continuare **abitudini** che fino a quel momento sembravano magiche, perché perdono il loro effetto. Ulteriore conseguenza: comincia pure a mancarti il desiderio di innovare, provare cose nuove. Ti sembra tutto così... piatto. L'**energia** e il focus vanno scemando, e all'improvviso ti trovi bloccato in una sorta di "pantano emozionale", chiedendoti come uscirne fuori.

Per riaccendere quella spinta motivazionale, può servirti allontanarti dalla **routine** che avevi creato. Sì, suona strano, ma a volte è il ripetere all'infinito le stesse cose che fa talmente annoiare il cervello da mandarlo in sciopero. Magari provare una nuova attività all'aria aperta, fare un viaggio o cambiare il percorso delle solite passeggiate potrebbe riaccendere quei circuiti in modo diverso. La **novità** crea sorpresa e, di conseguenza, quella fiammata di dopamina di cui avresti tanto bisogno quando affronti una fase di stagnazione.

È anche utile puntare su obiettivi micro e immediati piuttosto che sugli orizzonti lontani. I piccoli traguardi raggiungibili proprio ora creano "mini-ondate" di dopamina. Lo so, può sembrare banale, ma ricominciare dalle piccole vittorie può fare la differenza tra restare fermo nella melma o ottenere slancio per qualcosa di più grande.

Accanto a questo, non va trascurato l'aspetto del **Riposo**. Darti il permesso di riposare, di fare una disconnessione vera, può essere altamente ristoratore per la mente. È una pausa calcolata, dove non cerchi di "fare il più possibile", ma la priorità è ricaricarti davvero. Rifai il pieno alla tua mente, così quando riprenderai, avrai più benzina mentale e neurologica che ti può aiutare.

Ed a volte, nonostante provi di tutto, la sensazione di essere nel vuoto persiste. Così, ho pensato a una guida semplice, un "**Protocollo** di Reset della Dopamina", che ti aiuta a bypassare quei momenti pesanti.

Protocollo di Reset della Dopamina

• Riduci l'esposizione ai fattori di stress: Evita situazioni che richiedono un'attenzione costante e che esauriscono le tue riserve di energia mentale.

• Elimina per una settimana tutte le attività che generano piccoli picchi di dopamina non necessari (scrolling sui social media, cibi zuccherati). Ritaglia solo il tempo che serve davvero per recuperare.

• Dormi di più: Non c'è miglior medicina del sonno profondo quando la tua mente è in conflitto.

• Impara qualcosa di nuovo: Qualunque cosa sia, una semplice nuova abilità o lettura, porterà freschezza mentale e si tradurrà in un feedback dopaminico proprio.

• Riconnettiti con le tue amicizie: Un caffè vero (non virtuale) con chi ti capisce può fare miracoli per ritrovare equilibrio e prospettiva.

Aumentando questi piccoli **cambiamenti** al tuo quotidiano, vedrai che il blocco comincerà a sciogliersi e potrai riprendere quel percorso verso l'equilibrio di dopamina a lungo termine.

In breve, affrontare questi plateau è frustrante, tuttavia, servono da segnale di dover ritarare il tuo percorso o prendere un respiro. Con qualche cambiamento qui e là, puoi superare questi momenti difficili, ricaricarti e continuare avanti. A modo tuo.

Il Valore dell'Auto-Compassione nel Mantenere l'Equilibrio

Parlare di auto-compassione può sembrarti una cosa noiosa quando ti trovi in un momento difficile. Ma qui sta la differenza: l'auto-compassione non è solo una parola magica da scrivere sulle note motivazionali. È molto di più. È uno **strumento** prezioso che può aiutarti a regolare la **dopamina** nel lungo termine, evitando quel rischio continuo di cadere nei vecchi schemi. Quando hai compassione per te stesso, smetti di flagellarti ogni momento che le cose non vanno come vorresti. Smetti di punirti con pensieri che limitano il tuo benessere mentale.

Quindi, come l'auto-compassione supporta la regolazione della dopamina, dici? Beh, immagina questo: invece di cercare disperatamente dopamina attraverso comportamenti eccessivi come abbuffate digitali o altre abitudini negative, ti prendi un momento per dire: "Va bene così come sei". Questo calo di giudizi produce meno **stress** e, con meno stress, hai meno bisogno di cercare gratificazioni immediate. L'effetto finale? Un tipo di regolazione naturale della dopamina, fondata sull'accettazione e non sul giudizio.

Fai un errore? Fa parte del gioco. Un abbraccio mentale a te stesso durante quei momenti di **vulnerabilità**, proprio come faresti con un amico che ne ha bisogno, può evitare di scivolare in una spirale di negatività che rovina la serenità.

Adesso, passiamo a uno dei punti cruciali: **come** davvero sviluppi questo atteggiamento gentile verso te stesso nelle difficoltà. Perché non è un dono con cui siamo tutti nati, è una scelta quotidiana. Un proposito che può sembrare complicato, soprattutto quando ti sembra più facile criticarti e punirti.

C'è molto da dire qui, ma andiamo per punti semplici:

• **Accettazione:** Comincia col magari accettare i tuoi sentimenti invece di spingerli via. Non ignorare ciò che provi—dare un abbraccio a quelle sensazioni significa non lasciarle fuori dalla porta.

• Parla con te stesso: E fallo in modo diverso, come lo faresti con qualcuno che ami. Non lo bombardi con dure realtà quando scivola, no? E neanche tu dovresti farlo con te stesso. Usa parole morbide invece, parole che calmano.

• Riflessione: Ruba cinque minuti delle tue giornate per chiederti, "Come posso essere più comprensivo verso di me oggi?" Fa la differenza. Farà meno spazio alla vergogna e più spazio ad un equilibrio stabile.

E quella tecnica speciale di cui accennavo prima? Lascia che te la introduca: chiamala la "Tecnica di Potenziamento della Dopamina con l'Auto-Compassione". Suona grande, vero?

Questa piccola consuetudine giornaliera combinerà l'abitudine della compassione con quello che già fai per bilanciare la tua dopamina, creando una sorta di scudo invisibile contro il crollo emotivo. Ecco come funziona:

Trova il tuo spazio serenamente tranquillo: Silenzia il telefono e siediti comodamente—trova quei cinque minuti senza distrazioni.

Analizza la tua giornata: Pensa a un momento difficile, quel momento in cui hai sentito la voglia di scappare, il bisogno di quella dose di breve piacere. Rivedilo.

Ora, cambia prospettiva: Guarda quel momento come se fossi dalla parte di qualcuno di caro. Cosa diresti a lui in quella situazione?

Sostieni te stesso: Dì a te stesso quelle stesse parole, prenditi il tempo di ascoltarle. Usa un tono gentile in questo processo, come un'arringa di sottofondo calmante.

Visualizza l'**equilibrio**: Infine, visualizza il tuo corpo in quiete. Ti aiuta il processo: Immobile contro il vento. Come fragranze che si disperdono, i tuoi pensieri negativi scivolano via. Torni a uno stato di sicurezza e pace.

Funziona? Magari non tutte le volte, e va bene così. Fai pratica. Alla lunga percepirai il miglioramento. L'idea resta che quando sei più compassionevole con te stesso, questo influisce positivamente non solo sull'umore, ma sulla **motivazione**. E ti permette di camminare verso una regolazione della dopamina meno drammatica e più equilibrata.

Esercizio Pratico: Progettare il Tuo Piano Personalizzato di Equilibrio della Dopamina

Cominciamo da ciò che hai **appreso** finora. Riassumere quanto hai scoperto nei capitoli precedenti è una parte cruciale di questo processo. Forse hai già capito come bilanciare la tua dopamina può non solo migliorare il tuo umore ma anche renderti più **motivato**. Hai acquisito un sacco di nozioni preziose—dal riconoscere i segnali di uno squilibrio al saper scegliere abitudini positive che alimentano il percorso verso una gestione migliore.

Riprendere questi insight ti aiuterà a capire meglio dove sei ora e a notare cosa è stato più rilevante per te. Magari è stato l'**esercizio** fisico mirato, o forse la meditazione quotidiana. Quali tecniche hanno avuto un impatto positivo? Cosa, invece, non ha funzionato come previsto? Ripassare questo è come fare una rivisitazione del sentiero percorso fino a qui.

Ora, pensa attentamente a ciò che in te, di fatto, ti rende bravo a bilanciare la tua dopamina. Qui arriva il secondo passo: identificare i tuoi punti di **forza** e le tue sfide. Forse sei naturalmente disciplinato e riesci a seguire una routine con facilità. In questo caso, puoi piegare questa qualità a tuo vantaggio. D'altro canto potrebbero esserci momenti in cui persisti troppo in comportamenti che sai essere dannosi—come controllare il telefono incessantemente o saltare pasti regolari perché sei "troppo preso". Mettere nero su bianco punti forti e debolezze ti darà chiarezza su dove ci sono possibilità di migliorare.

Una volta analizzati i tuoi punti principali, spostiamo l'attenzione alla progettazione di un vero **piano** su misura per le tue esigenze. Cioè, raccogli le tecniche che funzionano meglio per te – come dormire bene, fare attività fisica regolarmente, o persino dedicare un po' di tempo al giorno a fare qualcosa che ti appassiona. Il terzo passo è creare una lista completa di strategie efficaci. Segnati azioni concrete che hai già applicato con successo. Fai anche spazio per le nuove idee—potresti scoprire altre risorse che non avevi considerato.

Ma occorre fare il check-in periodico per capire se queste strategie continuano ad essere utili. E qui entriamo nel quarto passo: sviluppo di un modo per **misurare** e rivedere costantemente i tuoi progressi. Trova un metodo semplice per definire i tuoi "punti di controllo," magari una volta al mese o alla settimana. Se qualcosa non va, questo ti darà l'occasione di adeguare il tuo approccio.

Ma da solo non basta. Pensa a chi può darti una mano lungo questo cammino. Ed è qui che il quinto passo entra in gioco—stabilire una rete di **supporto**, anche solo una persona, per mantenerti responsabile. Magari puoi trovare un amico che ha gli stessi obiettivi, o semplicemente parlare dei tuoi progressi con qualcuno di fidato può aiutarti a rimanere motivato.

Poi, sviluppare un atteggiamento continuo di apprendimento può fare la differenza. Progetta un piano—mettendo in lista risorse come libri, articoli o corsi che possono darti nuovi spunti. Questo è il sesto passo. La **conoscenza** evolve, quindi spingerti a esplorare altre tecniche di regolazione della dopamina può tenerti al passo con i tuoi obiettivi.

Infine arriva la creazione di un tuo "Manifesto di Equilibrio della Dopamina." Metti per iscritto perché lo fai, quali sono i tuoi valori e come desideri mantenere questo **equilibrio**. Sarà come tracciare una mappa che ti ricorda il perché di questa impresa. E sarà sufficiente per ricordare a te stesso perché ti concentri su questo impegno—a lungo termine.

In Conclusione

In questo capitolo abbiamo esplorato come **mantenere** un equilibrio della dopamina a lungo termine attraverso **abitudini** sane e adattandoci ai cambiamenti della vita. Mantenere livelli di dopamina costanti è importante per un **benessere** duraturo e per evitare la diminuzione di motivazione e vitalità. Stabilendo un piano di **equilibrio** personalizzato e assicurando una continua flessibilità, stai costruendo basi solide per migliorare l'umore e la **motivazione**.

In questo capitolo hai visto l'importanza di avere abitudini quotidiane che favoriscono un equilibrio costante della dopamina, come adattare le tue **strategie** man mano che la vita cambia, le principali sfide e come superare i momenti di stallo nella regolazione della dopamina. Hai anche imparato quanto sia utile avere auto-compassione per mantenere la motivazione e la pratica necessaria per creare un piano personale di regolazione della dopamina.

D'ora in poi, metti in **pratica** questi consigli nel tuo quotidiano. Ricorda l'importanza di mantenere l'autocontrollo e la **consapevolezza** delle tue abitudini per un futuro più motivato e bilanciato. Se continui con impegno, sarai capace di affrontare le sfide della vita con la giusta quantità di motivazione e serenità!

Per concludere

Hai iniziato questo **viaggio** alla ricerca di come vivere una vita più **equilibrata** e soddisfacente in un mondo sempre più distratto. Lo scopo principale di questo libro è aiutarti a trovare quella stabilità di cui hai bisogno, evitando l'eccessiva dipendenza da abitudini negative e promuovendo un approccio scientifico alla tua mente e al tuo corpo.

Ripercorriamo ciò che hai appreso. Hai iniziato comprendendo i fondamentali di come funziona la **dopamina** nel cervello, e come influenza il tuo umore, la tua motivazione, e la tua capacità di prendere decisioni. In un'epoca di sovraccarico tecnologico, hai visto come la dopamina possa essere facilmente alterata da stimoli moderni, come i social media e la gratificazione istantanea. Abbiamo discusso come una continua stimolazione possa creare squilibri che devono essere bilanciati.

Andando avanti, hai approfondito lo studio dell'equilibrio tra piacere e dolore, e come è possibile ristabilire questo equilibrio naturale per migliorare il **benessere** a lungo termine. Hai inoltre riconosciuto i segni di uno squilibrio di dopamina e capito come misurare i tuoi livelli nel quotidiano.

Il libro ti ha poi accompagnato attraverso le strategie scientifiche per regolare la dopamina, compresa la neuroplasticità e l'effetto degli approcci nutrizionali. Hai esplorato come l'**alimentazione**, l'attività fisica, e la qualità del sonno giocano ruoli vitali nel mantenimento della stabilità dei livelli di dopamina. La regolazione delle tue attività quotidiane, anche attraverso pratiche guidate di digiuno sensoriale, ti ha offerto ulteriori strumenti per un controllo efficace della dopamina.

Da qui, la tua sfida continua: impostare obiettivi motivanti per mantenere alti i tuoi livelli d'**impegno** senza esaurire le tue riserve di dopamina. Hai anche appreso come la **creatività** possa verificarsi come una sorgente importante di dopamina, il che può essere integrato profondamente nella tua vita quotidiana.

Cosa ti aspetta in futuro? Se metti in pratica quanto hai imparato in questo libro, sarai capace di trovare quel tanto desiderato equilibrio nella tua vita moderna. Puoi contrastare gli effetti dannosi del sovraccarico tecnologico, raggiungere i tuoi obiettivi con calma e autodisciplina, e nutrire il tuo cervello in modo ottimale. La tua vita sarà non solo più bilanciata, ma arricchita da scelte ponderate e sane, in tutte le loro sfaccettature. Riconoscerai che gestire i tuoi livelli di dopamina non è solo un compito da completare, è un **viaggio** continuo che ti condurrà verso continui miglioramenti.

Vuoi saperne di più su come continuare questo cammino verso l'equilibrio? Seguici al link qui sotto.

"Visita questo link per saperne di più:"

https://pxl.to/LoganMind

Unisciti al mio Team di Recensori!

Grazie di **cuore** per essere qui a leggere il mio libro. Potrei chiederti un piccolo **favore**? Mi piacerebbe invitarti a far parte del mio Team di **Recensori**. La tua **opinione** è importantissima e mi aiuterà a migliorare continuamente. Inoltre, se ami **leggere**, vorrei offrirti una copia **gratuita** dei miei prossimi libri in cambio di un feedback onesto. Suona **interessante**?

Ecco come fare per unirti al team:

• Iscriviti tramite il link sottostante.

• Riceverai notifiche ogni volta che pubblicherò un nuovo libro.

• Ricevi una copia gratuita e lascia la tua **recensione**.

Check out the team at this link:

https://pxl.to/loganmindteam

Aiutami!

Quando avrai finito di leggere, ti chiedo un piccolo favore: lascia una recensione.

Il tuo supporto è fondamentale per un autore indipendente come me. Ogni **recensione** che lasci è una luce verde che mi aiuta a continuare a **creare** storie che ti appassionino.

Se **il libro** ti è piaciuto, lascia un feedback sincero visitando il link qui sotto.

Se invece hai **suggerimenti** per migliorare il libro, scrivimi ai contatti che troverai al link qui sotto.

Puoi anche scansionare il QR code e scegliere il tuo libro per essere portato direttamente alla pagina di recensione.

Ci vogliono **solo pochi secondi** ma la tua **opinione** conta tantissimo e ha un impatto enorme!

Visita questo link per lasciare un feedback:

https://pxl.to/12-tpod-lm-review

www.ingramcontent.com/pod-product-compliance
Lightning Source LLC
Chambersburg PA
CBHW051735020426
42333CB00014B/1326